図解！遅延型吸収性膜を用いた

安全安心 GBR

佐々木 猛 著

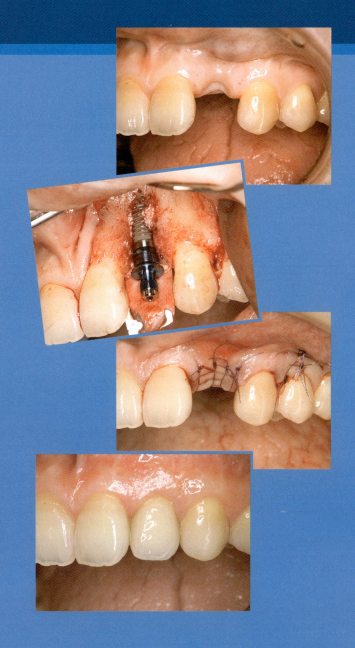

クインテッセンス出版株式会社　2018

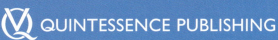

クインテッセンス出版の書籍・雑誌は，歯学書専用通販サイト『歯学書.COM』にてご購入いただけます．

PCからのアクセスは…

歯学書　検索

携帯電話からのアクセスは…

QRコードからモバイルサイトへ

はじめに

　インプラント治療が臨床に取り入れられるようになって約半世紀が経過した．その間に多くの基礎的および臨床的研究が報告され，インプラント治療は予知性，安全性，有効性の高い欠損補綴の治療体系として確立してきた．また，それにともない，歯槽堤増大術や上顎洞底挙上術など，インプラント治療の適応症を拡大する各種の術式も目覚ましい発展を遂げ，従来では不可能であった部位へのインプラント治療が可能になったり，天然歯とほとんど区別がつかないほどの審美インプラント治療が行えるようになってきている．そのなかでも，とくに歯槽堤増大術は予知性の高いインプラント治療の要件のひとつである「インプラント表面が露出することなく，周囲骨と良好な骨性結合を獲得，維持すること」を達成するために欠かすことのできない治療オプションであり，実際のインプラント治療においても，歯槽堤増大術が必要になるケースは非常に多い．

　本書では，歯槽堤増大術のなかでも，一般臨床家が応用しやすい吸収性膜を用いる骨誘導再生療法（Guided Bone Regeneration：GBR）を安全かつ安心に行うために必要な知識，技術を多くの臨床写真やイラストなどを用いて，筆者が長年にわたって実践してきたさまざまな工夫を織り交ぜながらわかりやすく解説したい．読者の多くの先生がたが GBR を安心して施術し，インプラント治療の恩恵を享受する患者が増えることを願っている．

2018年9月

佐々木　猛

CONTENTS

第1章 GBRの変遷
～非吸収性膜から吸収性膜へ～

008 **1** 歯槽堤増大術とGBRの利点

009 **2** 非吸収性膜 vs 吸収性コラーゲン膜

011 **3** 遅延型吸収性コラーゲン膜の特徴

012 **4** 簡便で安全なスペースメイキング法

第2章 GBRの目標
～インプラント周囲骨についての考察～

016 **1** 清掃性に焦点を当てたインプラント治療

016 **2** インプラント治療のグローバルスタンダードは正しいのか？

021 **3** 清掃性を考慮したインプラント治療：臼歯部

024 **4** 清掃性を考慮したインプラント治療：前歯部

025 **5** GBRの目標

第3章 インプラント周囲の骨の裂開，開窓への対応
～吸収性膜を用いたGBR～

030 **1** 骨の裂開，開窓に対するGBRの必要性

030 **2** GBRを行う前に

030 **3** 部位別にみる吸収性膜を用いたGBR

034 **4** 症例1：下顎臼歯部①

037 **5** 症例2：下顎臼歯部②

041 **6** 症例3：上顎臼歯部

044 **7** 症例4：上顎前歯部①

046 **8** 症例5：上顎前歯部②

049 **9** 症例6：上顎前歯部（インプラントブリッジ）

053 **10** GBRのStep by Step

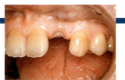
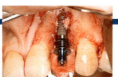
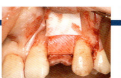
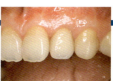

第4章　広範囲の歯槽堤増大術
～遅延型吸収性膜を用いた水平的・垂直的GBR～

- 064　1　広範囲の水平的・垂直的GBR
- 064　2　症例1：下顎臼歯部における重度の歯槽堤吸収に対して水平的・垂直的GBRを行った症例
- 067　3　症例2：上顎臼歯部における重度の歯槽堤吸収に対して水平的・垂直的GBRを行った症例
- 072　4　症例3：上顎前歯部連続欠損に対して水平的・垂直的GBRを行った症例
- 078　5　症例4：上顎前歯部多数歯欠損に対して水平的GBRを行った症例
- 080　6　症例5：重度に顎堤が吸収した無歯顎に対して水平的・垂直的GBRを行った症例
- 084　7　安全安心，確実なGBR

第5章　併発症への対応
～歯肉の裂開，膜の露出に対する考え方とその対処法～

- 086　1　歯肉の裂開にともなう膜の露出
- 087　2　症例1：角化歯肉内に歯肉裂開および膜露出が生じた症例①
- 090　3　症例2：角化歯肉内に歯肉裂開および膜露出が生じた症例②
- 090　4　症例3：チタンスクリューピンが露出した症例
- 093　5　症例4：縦切開部の歯槽粘膜が裂開した症例

第6章　長期症例
～経過の長い3症例から学んだこと～

- 096　1　遅延型吸収性膜を用いたGBRによる長期症例
- 096　2　症例1：術後から12年（GBR後13年）が経過した症例
- 098　3　症例2：術後から12年（GBR後14年）が経過した症例
- 102　4　症例3：術後から10年（GBR後11年）が経過した症例
- 106　5　さらなる"Longevity"をめざして

107　**参考文献**

図解！　遅延型吸収性膜を用いた安全安心GBR

第 1 章

GBRの変遷
～非吸収性膜から吸収性膜へ～

008　❶歯槽堤増大術とGBRの利点

009　❷非吸収性膜 vs 吸収性コラーゲン膜

011　❸遅延型吸収性コラーゲン膜の特徴

012　❹簡便で安全なスペースメイキング法

表1　歯槽堤増大術の特長.

- 骨量が不足し，インプラント埋入が不可能な部位へのインプラント治療が可能になる
- 補綴主導型のインプラント治療（トップダウントリートメントプランニング）が実践できる
- 歯冠 - 歯根（インプラント）比が改善する
- 適切な歯冠長および歯冠形態を付与できる

■歯槽堤増大術のメリット

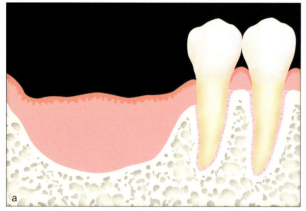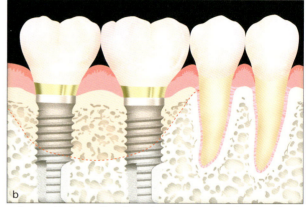

図1 a, b　歯槽堤増大により，従来は埋入できなかった部位へのインプラント治療が可能になるだけでなく，骨，歯肉，歯（インプラント）の各組織の連続性を獲得することができ，機能性，審美性，清掃性の高い治療結果を達成できる．

表2　GBRの利点.

- 三次元的な骨増大が可能である
- 粒子状の骨移植材を用いるため，骨欠損形態の影響を受けにくい
- インプラントの同時埋入が可能な場合がある
- 一般臨床家でも施術できる

1　歯槽堤増大術とGBRの利点

　重篤な歯周疾患，歯根破折，根尖病変，外傷などにより抜歯を余儀なくされた場合，抜歯後に欠損部歯槽堤は重度に吸収し，インプラント治療により機能と審美の回復を図るためには歯槽堤の増大が必要となることが多い．

　歯槽堤を増大することにより，著しい骨吸収により骨量が不足し，インプラント埋入が不可能になった部位へのインプラント治療が可能になるだけでなく，補綴主導型のインプラント治療（トップダウントリートメントプランニング）の実践，歯冠 - 歯根（インプラント）比の改善，適切な歯冠長および歯冠形態の付与（表1）などが実践できる．これにより，骨，歯肉，歯の各組織に連続性を与えることができ，機能性，審美性，清掃性の高い，安定した治療結果を得ることができる（図1 a, b）．

　歯槽堤増大術にはブロック骨移植術，スプリットクレスト法，骨誘導再生療法（Guided Bone Regeneration：以下，GBR），仮骨延長術など，さまざまな術式[1〜9]があるが，そのなかでもGBRは，三次元的な骨増大が可能である，粒子状の骨移植材を用いるため，骨欠損形態の影響を受けにくい，骨吸収が軽度で初期固定が得られる場合などは，インプラントの同時埋入が可能である，一般臨床家でも施術できる（表2）など，多くの利点を有しており，有効な治療オプションとして幅広く応用されている．

第1章　GBRの変遷 〜非吸収性膜から吸収性膜へ〜

■非吸収性膜によるGBR

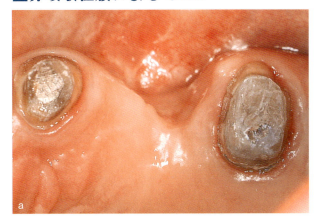
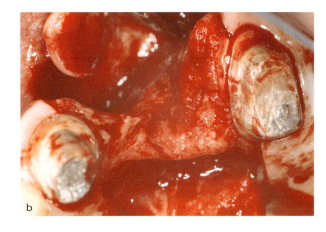
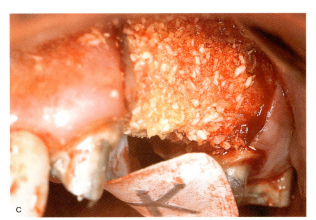
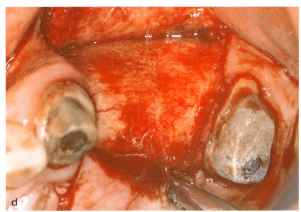

図2 a〜d　チタン強化型非吸収性膜はバリア機能やスペースメイキングにすぐれ，適切な量・質の骨増大を獲得することができる．

2　非吸収性膜 vs 吸収性コラーゲン膜

　GBRによる歯槽堤増大術には，従来，バリア機能やスペースメイキングの確保などにすぐれたチタン強化型e-PTFE膜などの非吸収性膜が利用されることが多く，また，その有効性を支持する研究も数多く報告[10〜14]されていたことから，非吸収性膜はGBRにおいてゴールドスタンダードと考えられてきた．

　Simionらは重度に骨吸収した下顎臼歯部に対して，骨移植材と非吸収性膜を用いた垂直的歯槽堤増大術を行い，最大8.5mmの骨増大を得ることができたと報告[15]しており，さらにTintiらも同様の研究を行い，4.95mmの増大を得ることができたと報告[16]している．また，Simionらは非吸収性膜を用いたGBRにより増大した再生骨の長期的評価について検討し，1〜5年経過時の成功率は97.5％，骨頂部の平均吸収量は1.35〜1.87mm，インプラント埋入に際して，増大した再生骨は宿主骨と同様の感触であったと報告[17]している．筆者も非吸収性膜を用いたGBRにより，多くの同等の結果を得ており，非吸収性膜の有効性を実感してきた（図2 a〜d）．

　しかし，非吸収性膜を応用する際には，歯肉の裂開にともなう膜の露出・感染の危険性がある，術式が煩雑で難易度が高いなど，技術的に注意を要することも事実である．Simionらは非吸収性膜によるGBRは非常にテクニックセンシティブで，専門医が施術しても13〜17％の確率で膜露出が生じ，その場合，骨増大に悪影響が及ぶと報告[18]している（図3 a〜d）．

　このような非吸収性膜の欠点を補うべく，近年，

■非吸収性膜の問題点

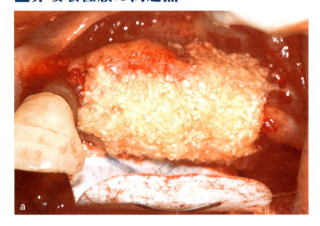
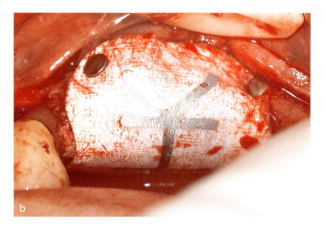
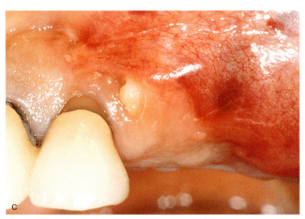
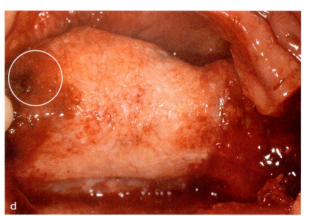

図3 a～d　非吸収性膜によるGBRは非常にテクニックセンシティブで，膜の露出にともなう骨増大部の感染を生じる危険性がある．白丸部に感染している部位を示す（d）．

表3　吸収性コラーゲン膜の利点と欠点．

利点	欠点
・膜の除去が不要である ・組織親和性が非常に高い ・術式が容易である ・術野を小さく，組織の損傷を少なくできる ・手術時間が短縮できる	・バリア機能が短期間である（2か月） ・スペースメイキングが十分に確保できず，適切な歯槽骨形態の獲得が難しい

さまざまな吸収性コラーゲン膜（図4a）が臨床で利用され，臨床的，組織学的に骨再生が報告されている．吸収性コラーゲン膜は，非吸収性膜で必要となる膜の除去が不要である，術式が容易である，術野を小さくでき，組織の損傷を少なくできる，手術時間が短縮できるなど多くの利点があると考えられる．

また，非吸収性膜に比べ，組織親和性が高く，歯肉の裂開にともなう膜の露出が生じた場合も，より良好な結果が得られると報告[19～22]されている．しかし，吸収性コラーゲン膜はバリア機能が約2か月と短期間である，非吸収性膜に比べて，スペースメイキングが十分確保できず，適切な歯槽骨形態の獲得が難しい（表3）などの欠点があるため，裂開や開窓などインプラント周囲の小範囲の骨増大に適応が限られることが多く，歯槽堤増大術のような広範囲に及ぶ骨造成においてはその有効性は明らかではなかった．

■筆者が使用している吸収性コラーゲン膜と遅延型吸収性コラーゲン膜

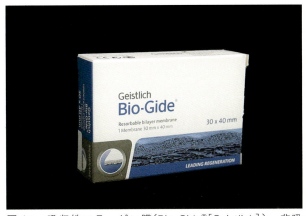

図4a 吸収性コラーゲン膜(Bio-Gide®[Geistlich]). 非吸収性膜に比べ, 生体親和性が高く, 膜除去の必要がないが, バリア機能が約2か月間と短い. 開窓や裂開など, 小範囲の骨増大に用いることが多い.

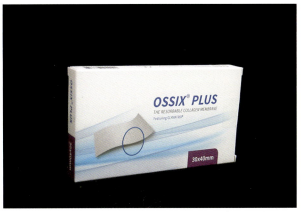

図4b 遅延型吸収性コラーゲン膜(OSSIX® PLUS [OraPharma]). 特殊なクロスリンク構造をもっており, 生体内で6か月間, バリア機能を発揮する. 非吸収性膜と同等の骨増大が期待できる.

表4 遅延型吸収性コラーゲン膜の特徴.

- 牛や豚の腱から生成したⅠ型コラーゲンで, 特殊なクロスリンク構造をもつ
- 6か月間のバリア機能がある(非吸収性膜と同等の骨増大が期待できる)
- 生体親和性, 組織安定性が高い(非クロスリンク構造の吸収性コラーゲン膜に比べると劣る)

3 遅延型吸収性コラーゲン膜の特徴

その後, 吸収性コラーゲン膜の欠点を補うべく, 生体内で6か月間吸収せずにバリア機能を発揮する遅延型吸収性コラーゲン膜(図4b)が開発, 臨床応用されるようになり, 広範囲の骨造成においても, 非吸収性膜と臨床的, 組織学的に同等の骨増大が得られたと多くの研究で報告[23〜25]されている.

遅延型吸収性コラーゲン膜は牛や豚の腱から生成したⅠ型コラーゲンで, 特殊なクロスリンク構造を呈している. この構造により膜の加水分解の速度が遅くなり, 生体内で6か月間にわたって吸収せずにバリア機能を発揮できる.

一方, クロスリンク構造をとらない従来の吸収性コラーゲン膜と比較すると, 生体親和性, 組織安定性に劣るという報告もみられるが, この遅延型吸収性膜はコラーゲン膜の特性である高い生体親和性を有し, 非吸収性膜に比べ組織との調和や創傷治癒の安定性にすぐれるという利点をもっている[26,27](表4). この特性は創傷治癒早期にフィブリンネットワークが形成され, 歯肉弁への血液供給が良好に維持される可能性が高いためと示唆されている.

このような遅延型吸収性膜のもつ長期間のバリア機能と高い生体親和性によって, 従来のコラーゲン膜では困難であった骨組織の成熟と非吸収性膜と同等の歯槽堤増大の可能性が期待でき, その有効性を支持する臨床的・組織学的研究も多く報告[28,29]されてきている.

■チタンメッシュによるスペースメイキング

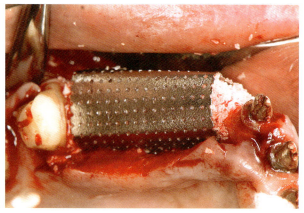

図5a 吸収性膜のみでは，十分なスペースの確保が難しい．そのような場合，スペース確保のためにチタンメッシュを使用する方法が普及している．

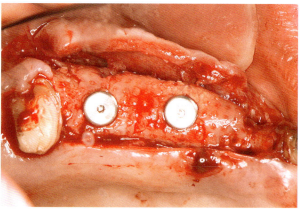

図5b 十分な骨の再生が認められる．チタンメッシュを用いることで，三次元的に適切な骨形態を獲得しやすい．

4 簡便で安全なスペースメイキング法

Friedmannらは，歯槽堤増大術に遅延型吸収性膜と異種骨を用いた場合とe-PTFE非吸収性膜と異種骨を用いた場合に再生される骨様組織をそれぞれ組織学的に分析し，その結果，骨，有機成分，残存移植骨の占める割合に有意差はなく，質的に同等であったと報告[28]している．筆者も多くの症例で遅延型吸収性膜を応用し，臨床的，組織学的にこれらの研究と同様の結果を得ており，遅延型吸収性膜の優位性を実感している．

組織再生には，①細胞，②増殖因子，③足場の3要素が必要であり，これらが適切な量で十分な時間をかけて相互作用することで再生が得られる．GBRにおいては，この3要素のなかでもとくに足場の確保が重要な要素であるといえ，いかにスペースメイキングを確保するかがキーポイントとなる．しかし，この遅延型吸収性膜も残念ながら，賦形性に乏しく，柔軟であるため，膜の設置だけでは十分なスペースメイキングが確保できない場合があることも事実である．

近年，この欠点を補うためにチタンメッシュをフレームワークとして用いる（図5a, b）ことで，スペースメイキングを行う方法[30〜34]が普及している．この術式は三次元的に理想的な骨形態を獲得することにおいてすぐれた方法であるが，非吸収性膜と同様に難度の高い術式であり，歯肉の裂開にともなう膜およびチタンメッシュの露出が生じた場合には，広範囲に及ぶ感染を惹起しやすく，その結果，骨増大量が著しく減少する危険性がある．

したがって，筆者はより簡便で安全な方法として，チタンスクリューピンを用いて，または骨移植材をEMDと混和してスペースを確保する術式を施術することが多い（図6a〜i，図7a〜h）．この方法は後章で詳しく解説するが，術式の難易度が比較的低く，歯肉が裂開し，膜の露出が生じた場合でも感染の影響を最小限に抑えられることが多いため，一定量の骨増大を獲得できる安全な術式と考えている．

第1章　GBRの変遷　～非吸収性膜から吸収性膜へ～

遅延型吸収性膜とチタンスクリューピンを用いたスペースメイキング①

■術前

図6a 図6b

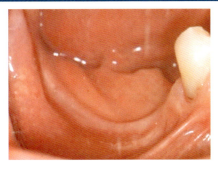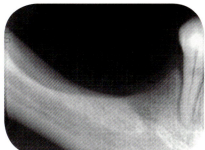

図6a, b　術前の状態．重度の水平的・垂直的骨吸収が認められる．

■GBR

図6c 図6d

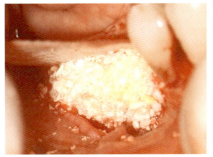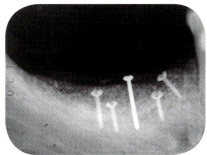

図6c, d　チタンスクリューピンでスペースを確保しながら，遅延型吸収性膜および骨移植材を用いてGBRを行った．

■治療終了時

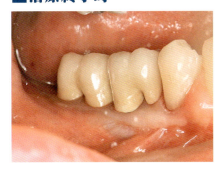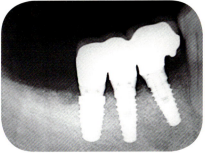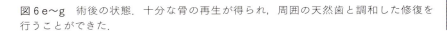

図6e 図6f 図6g

図6e〜g　術後の状態．十分な骨の再生が得られ，周囲の天然歯と調和した修復を行うことができた．

■術後6年

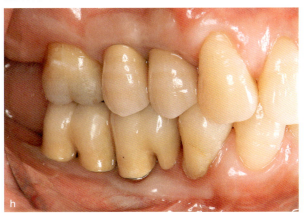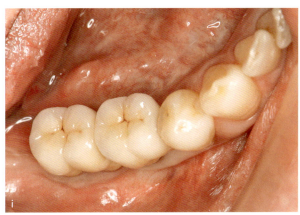

図6h, i　術後6年の状態．健康な歯周およびインプラント周囲組織が維持されている．

GBR

遅延型吸収性膜とチタンスクリューピンを用いたスペースメイキング②

■術前

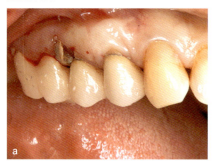
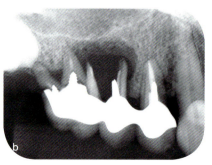

図7a, b 術前の状態．歯根破折により重度の骨吸収が認められる．

■GBR，インプラント埋入

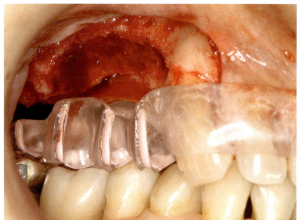

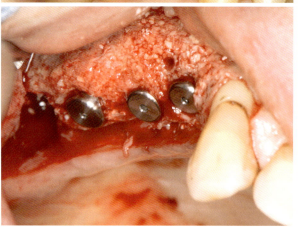

図7c｜図7d
図7e

図7c, d 遅延型吸収性膜，チタンスクリューピンおよび骨移植材を用いてGBRを行った．
図7e 質，量ともに十分な骨の再生が得られ，ソケットリフトと同時にインプラントを3本埋入した．

■治療終了時　■術後10年

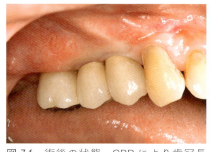
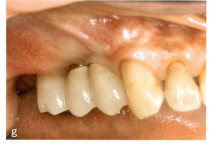
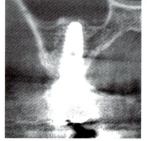

図7f 術後の状態．GBRにより歯冠長を適切に付与できた．

図7g, h 術後10年の状態．GBRにより再生した骨組織は安定している．角化歯肉の不足により，歯肉退縮が生じているが，良好に機能している．

図解！　遅延型吸収性膜を用いた安全安心GBR

第2章 GBRの目標
～インプラント周囲骨についての考察～

- 016　❶清掃性に焦点を当てたインプラント治療
- 016　❷インプラント治療のグローバルスタンダードの問題点
- 021　❸清掃性を考慮したインプラント治療：臼歯部
- 024　❹清掃性を考慮したインプラント治療：前歯部
- 025　❺GBRの目標

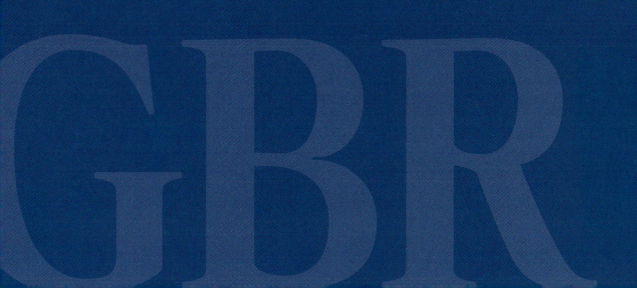

GBR

1 清掃性に焦点を当てた インプラント治療

GBRによって骨増大を図る際には，どの部位に，どの方向に，どれくらいの量が必要かを十分検討し，インプラントの長期安定に必要十分な骨増大を行うことが大切である．骨量が不足するのが良くないのはもちろんであるが，多すぎるのも決して良いわけではなく，適切な部位に適量に増大された生理的な骨形態が望ましいと考えている．

GBRによる骨増大の目標を的確に定めるためには，インプラント治療の目的を明確にする必要がある．その目的は「疾患で失われた機能と審美を回復し，欠損をそれ以上拡大させないこと」といえる．そのためには天然歯とインプラントが調和しながら，相互補完していくことが重要である．この目的達成を目指し，数多くの基礎的，臨床的研究がなされ，科学的根拠に基づいたインプラント治療が発展を遂げてきたが，目覚ましい進歩とともにインプラント周囲炎などの世界的な大問題も発生し，現在インプラント治療のグローバルスタンダードとなっている方法がまだ完成されたものでないことは明白である．

本章では，インプラント周囲炎を予防し，インプラント治療をよりすばらしいものにするために，現在，グローバルスタンダードとなっている方法，術式が本当に正しいのか，改善する余地はないのかなどについて，とくに清掃性に焦点を当てながら検証する．そして15年以上にわたり，多くの患者でインプラント周囲炎などの問題を抑え，天然歯とともにインプラントを健康に長期安定させてきた筆者独自の考え方とその臨床例を紹介し，清掃性，安定性そして審美性の獲得に必要なインプラント周囲の骨幅および骨形態（GBRの目標）について考えていきたい．

2 インプラント治療の グローバルスタンダード の問題点

1）垂直性骨欠損は重大なリスクファクター

この歯周病の歯のイラスト（図1）をご覧いただきたい．垂直性骨欠損が進行し，深い歯周ポケット内

では，根面に多量の歯石が沈着した危険な状態である．さらに，装着されているオーバーカントゥアの不良補綴装置が清掃性の低下を助長しており，このままでは歯周病が悪化していくことが容易に想像できる．もし，自院に本イラストのような状態の患者が来院してきたら，ほとんどの歯科医師は，ただちに患者へ治療の必要性を説明し，歯周治療に取りかかるはずである．

文献でも中等度から重度の垂直性骨欠損を10年間未治療のままで経過観察すると，10年後には45.6％（中等度），68.2％（重度）の歯が抜歯になったと報告[35]されているように，垂直性骨欠損は歯を喪失する重大なリスクファクターである．そのため，早期に適切な歯周治療を施術し，骨の平坦化を図ることが必要となる．

さらに，次の骨形態のイラスト（図2a〜c）をご覧いただきたい．図2aのような棚状の骨形態はプラークリテンションファクターになりやすく，その結果，垂直性骨欠損を惹起するおそれがあるため，歯周外科処置における骨外科処置では青線のように骨整形を行い，馬蹄形の生理的な骨形態に整えることが大切である．

以上のことは歯周治療に精通する読者諸氏にとっては当然の見識であろうが，念のため，ここでいったん確認させていただきたい．

2）グローバルスタンダードを再考する

ところで，ここからは本題である現在のインプラント治療のグローバルスタンダードについて再考してみたい．インプラントには歯根膜がなく，天然歯のような豊富な血液供給が期待できない（図3）ため，インプラントの周囲骨が生体恒常性を維持するためには，一般的に2mm以上の骨の厚みが必要とされている．そして，2mm以上の骨の厚みがあると，アバットメント連結後の辺縁骨の吸収（ソーサライゼーション）が生じても，唇側骨の表側が吸収されずに保存されるため，軟組織の高さが維持され，審美性の獲得に有利とされている（図4）[36]．

したがって，たとえば直径4mmのインプラントを埋入する場合，インプラント周囲に2mmの骨の厚みを確保するためには，骨頂部に頬舌的に骨幅

第2章　GBRの目標 ～インプラント周囲骨についての考察～

■中等度の歯周病罹患歯

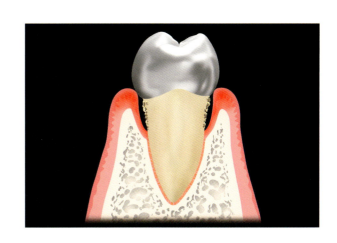

図1　垂直性骨欠損をともなう深い歯周ポケットを有し，多量の歯石が沈着している．また，オーバーカントゥアの不良補綴装置が装着され，清掃性が著しく低下している．

■生理的な骨形態の重要性

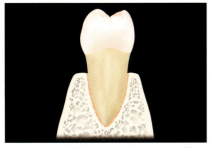

図2a　骨が過剰に厚く，棚状の骨形態の場合，プラークリテンションファクターになりやすく，垂直性骨欠損の一因となる．

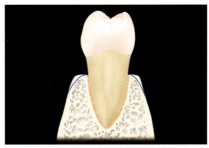

図2b　骨外科処置により棚状の骨形態を整形し（青線），馬蹄形に整える．

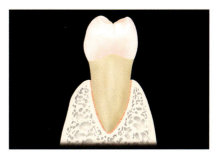

図2c　生理的な骨形態は形態の安定に寄与し，清掃性の高い歯周環境の構築に不可欠である．

■インプラント周囲に必要な骨の厚み

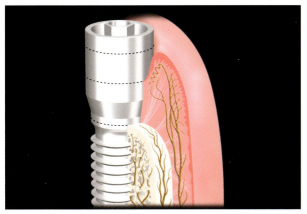

図3　インプラント周囲には歯根膜がなく，天然歯のような豊富な血液供給が期待できないため，インプラントの周囲骨が生体恒常性を維持するためには，2mm以上の骨の厚みが必要とされている．

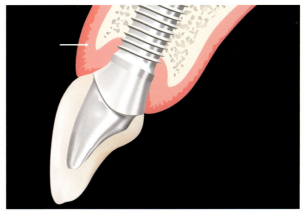

図4　2mm以上の骨の厚みがあると，ソーサライゼーションが生じても，唇側骨の表側が吸収されずに保存されるため（矢印），軟組織の高さが維持される．

8mmの歯槽堤が必要になり（図5a），大臼歯部などに直径5mmや6mmのワイドダイアメターのインプラントを埋入する場合には，9～10mm程度の広い頬舌的骨幅が必要となる．

次にインプラントの埋入について，前歯部は後述することとし，まず臼歯部から考察したい．臼歯部ではカバースクリューを骨頂に位置づけ，インプラントのプラットフォームが約1mm程度，骨縁下になる骨縁下埋入が主流となっている．また，使用するインプラントの構造，表面性状は高い骨接触率の

GBR

■インプラント治療のグローバルスタンダード

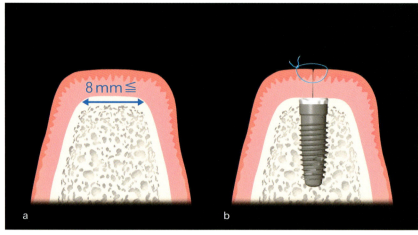

図5a　インプラント周囲骨の生体恒常性を維持するためには，インプラント周囲には2mm以上の骨の厚みが必要であるため，歯槽堤の頬舌的骨幅は骨頂部で8mm以上が必要となる．
図5b　インプラント埋入手術．フルラフサーフェイスのインプラントを約1mm骨縁下埋入する．

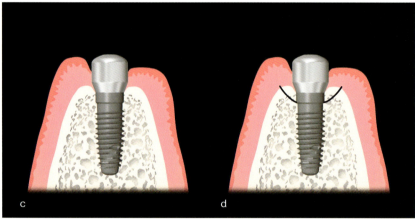

図5c　インプラント二次手術．必要に応じてFGGを行い，角化歯肉を獲得する．
図5d　アバットメントを装着すると，ソーサライゼーションを生じる(黒線)が，骨の厚みが十分あるため，外側の骨壁は残存する．

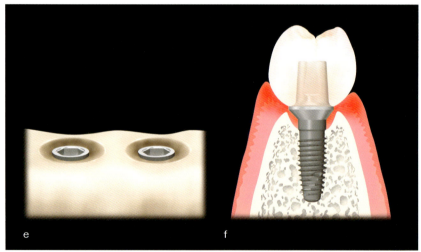

図5e　ソーサライゼーションにより，インプラント周囲には約2mmの骨縁下欠損(囲繞性骨吸収)が生じる．露出したインプラント表面はラフサーフェイスである．
図5f　インプラント治療終了時．約2mmの深さの垂直性骨欠損が生じ，running roomと連続して，深さ6mm程度の深いインプラント周囲ポケット(嫌気性環境)が完成する．垂直性骨欠損内には，清掃できないラフサーフェイスの露出を認め，スキャロップを付与し，天然歯を模倣するために歯肉を押し広げたオーバーカントゥアの上部構造が清掃性をさらに低下させる．

獲得や辺縁骨の吸収抑制などを目的としてフルラフサーフェイスが主に用いられている(図5b)．

　すなわち，臼歯部では8mm以上の頬舌的骨幅をもつ歯槽堤にフルラフサーフェイスインプラントを用いた骨縁下埋入を行うことが現在のグローバルスタンダードとなっており，この基準に従うと骨量が不足している場合には，GBRで骨頂部に8mm以上の広い頬舌的骨幅を獲得することが目標となる．

　インプラント埋入後，数か月経過したころに二次手術を行い，アバットメントを連結すると，マイクロギャップを生じ(図5c)，インプラント周囲にソーサライゼーションによる辺縁骨吸収が惹起される．骨吸収の垂直的距離は1〜1.5mm，水平的距離は1.3〜1.4mmと言われている[37]が，インプラント周

第2章　GBRの目標 〜インプラント周囲骨についての考察〜

図6｜図7

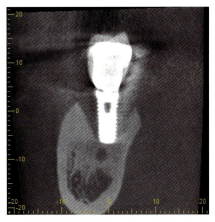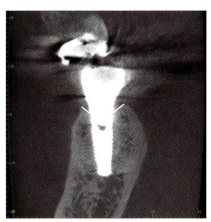

図6　図5fで示すインプラントの治療終了時の状態が悪化すると，インプラント周囲炎につながる危険性が高い．
図7　インプラント治療のグローバルスタンダードは，インプラント周囲炎の入り口へと導くことになってはいないだろうか？　インプラント周囲に垂直性骨欠損が認められる．

囲には2mmの骨の厚みがあるため，骨吸収が生じても，前述のとおり頬舌骨の外側の骨壁は残存し（図5d），インプラント周囲には約2mmの深さの垂直性骨欠損（囲繞性骨吸収）が生じることになる（図5e）．

プラットフォームスイッチングやコニカルシーリングなどの接合様式の変更など，辺縁骨の吸収を抑えることを期待したさまざまな対処法により一定の効果も見られる．しかし残念ながら，インプラント周囲の骨吸収を完全に，また確実に抑制できる方法は現在のところ存在しない．さらに，二次手術時に角化歯肉の獲得やバイオタイプの改善のために遊離歯肉移植（以下，FGG）やCTGを行うこともあるが，遊離歯肉移植片が厚すぎると，粘膜貫通部（以下，running room）が仮性ポケットのように深くなり，深さ2mmの垂直性骨欠損とつながって6mm程度の深いインプラント周囲ポケット（嫌気性環境）が成立するおそれがある．

そして，歯肉縁下で直視できない状態であるため，あまり深刻に考えられていないかもしれないが，実は，垂直性骨欠損内にはラフサーフェイスが露出した状態となっており，細菌感染の機会に絶えず晒されていることを認識すべきである（エックス線写真で肉眼的にインプラント周囲に骨があるように見えても，組織的に骨結合が維持されている保証はない）．

さらに，インプラント補綴では，天然歯の形態に近似させるためにカスタムアバットメントを用い，歯肉縁下深くからオーバーカントゥアの形態で，歯肉を押し広げるように立ち上げる上部構造を装着してスキャロップを付与しているものが多く見られる．

しかし，これがさらに清掃性を低下させている（図5f）．

3）グローバルスタンダードという思わぬ落とし穴

さて，グローバルスタンダードに従って施術した治療結果（図5f）が，本章の冒頭で確認した「垂直性骨欠損が進行した歯周病」の状態（図1）と酷似していると感じるのは筆者だけであろうか．この状態が悪化すると，インプラント周囲炎（図6）に移行してしまうことは想像に難くない．また，骨幅が8mm以上の歯槽堤（図5a）は冒頭で示した棚状の骨形態（図2a）そのもので，歯周治療においては馬蹄形に整えるべく，骨整形を行う対象になるであろう．

以上より，8mm以上の頬舌的骨幅をもつ歯槽堤にフルラフサーフェイスインプラントを骨縁下に埋入するというグローバルスタンダードは，インプラントをインプラント周囲炎の入り口に立たせているのかもしれない（図7）．

また，インプラント周囲炎の発生が増えてきた時期が骨接触率の向上を目指した表面性状の開発や審美インプラントの発展の時期と一致していることを鑑みると，フルラフサーフェイスの臨床応用と深い埋入位置の推奨がインプラント周囲炎の原因の1つとして無視できないファクターであると言えるであろう．多くの歯科医師が正しいと信じて行ってきたことが，図らずも清掃性を低下させ，インプラント周囲炎のリスクファクターを増やしていた可能性は否定できない．

G B R

■筆者が行っている清掃性を考慮したインプラント治療

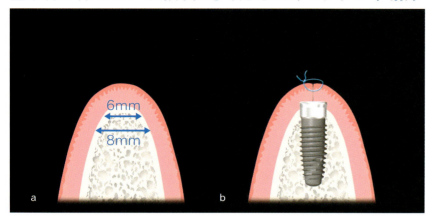

図8a 歯槽堤は頬舌的骨幅が骨頂部で6mm，1～2mm根尖側で8mm程度存在する馬蹄形が望ましく，歯槽頂部の歯肉の厚みは3mm程度が適当である．
図8b インプラント埋入手術．ハイブリッドタイプ（カラー部がマシーンサーフェイス，スレッド部がラフサーフェイスの2層構造）のインプラントを骨縁埋入する．

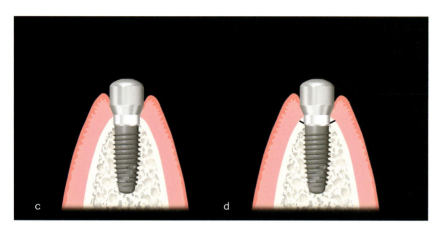

図8c インプラント二次手術．
図8d アバットメントを装着すると，ソーサライゼーションを生じ（黒線），薄い骨の厚みの辺縁骨が外側まですべて吸収する．

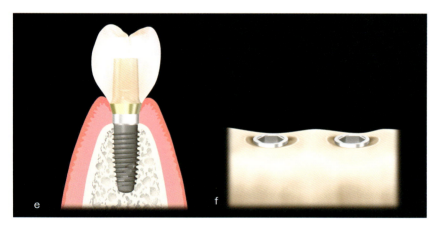

図8e インプラント治療終了時．インプラント周囲骨は水平的に吸収し，骨の厚みが2mm程度のほぼ生理的な骨形態に落ち着く．垂直性骨欠損はほとんど生じず，露出したインプラント表面はマシーンサーフェイスである．インプラント周囲溝も浅くコントロールでき，清掃性の高い周囲環境を構築できる．
図8f インプラントの頬舌側の辺縁骨はすべて吸収するため，骨縁下欠損は生じない．近遠心側には約1mmの骨縁下欠損が生じるが，露出したインプラント表面がマシーンサーフェイスであることから，高い清掃性を確保できる．

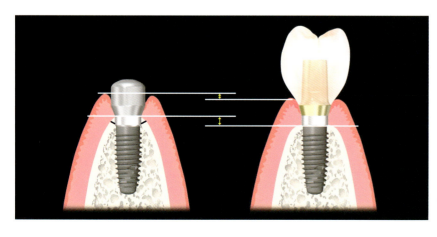

図8g ソーサライゼーションにより辺縁骨が水平的に吸収することから，頬舌的な骨の高さが約1mm低くなる．その影響で頬舌側の歯肉の高さも約1mm根尖側に位置する（矢印）が，この反応により歯間部との段差が生まれ，自然なスキャロップ形態が得られる．このとき，running roomは3mm程度にコントロールされている．

第2章　GBRの目標 〜インプラント周囲骨についての考察〜

■自然なスキャロップ形態の獲得

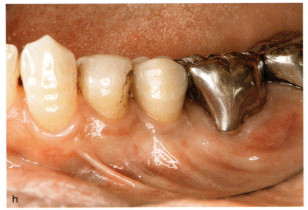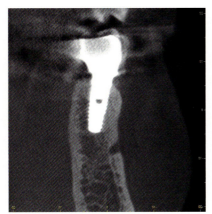

図8h, i　ソーサライゼーションにより自然なスキャロップ形態が得られ，周囲の天然歯と調和した修復となっている．上部構造も移行的な形態を付与しており，清掃しやすい状態となっている．インプラントの歯肉ラインは1mm根尖側に位置しているが，臼歯部でこのことが問題になることはまずないと思われる．また，CBCT所見から馬蹄形の歯槽堤が得られていることが確認できる．

3　清掃性を考慮したインプラント治療：臼歯部

　次に，筆者が長年にわたって実践している清掃性を最重要視したインプラント治療を紹介したい．

　臼歯部において，インプラントを埋入する際に必要となる歯槽堤は頬舌的骨幅が骨頂部で約6mm，骨頂部より1〜2mm根尖側の位置で約8mmとなり，形態は生理的骨形態が有する馬蹄形（図8a）を理想的と考えている．筆者はこのような歯槽堤に対し，通常，インプラントのプラットフォームを骨頂に位置づける骨縁埋入を実践しているが，このとき，インプラント周囲の頬舌的な骨の厚みは約1mmとなる．

　インプラントはハイブリッドタイプ（高さ1.25mmのカラー部がマシーンサーフェイス，スレッド部はラフサーフェイスの構造をもつタイプ）を使用している（図8b）．二次手術時にアバットメントを連結し（図8c），ソーサライゼーションによる辺縁骨の吸収（骨吸収の垂直的距離は1〜1.5mm，水平的距離は1.3〜1.4mm）が生じると，1mmしかない頬舌的な骨の厚みでは骨壁は残らずに，カラー部周囲の辺縁骨はすべて喪失することになる（図8d）．その結果，頬舌的に垂直性骨欠損は生じず，頬舌的に約2mmの骨の厚みをもつ生理的な馬蹄形の骨形態（図8e）に落ち着く．

　一方，近遠心的には1mm程度の浅い骨欠損ができるが，露出したカラー部はマシーンサーフェイスである（図8f）ため，清掃性の高い状態を維持できると考えている．この方法では，ソーサライゼーションにより頬舌側の骨の高さが約1mm低くなり，それにともなって歯肉縁の高さも約1mm根尖側に下がる（図8g）が，臼歯部において，そのことが問題になることはほとんどなく，逆に骨の高さが減らない歯間部との段差が自然なスキャロップ形態の獲得に効果的にはたらく（図8h, i）．また，本法ではrunning roomを約3mmにコントロールでき，清掃性と審美性の両立を図ることができる．頬舌骨が吸収してできる歯肉の自然なスキャロップ形態に対しては，清掃性を重視したストレートカントゥアを付与し，力のコントロールを考慮して天然歯よりやや小さめに設計した上部構造（図9a〜d）を装着する．

　先述の通法に従ったインプラント治療では，頬舌的に高い位置に骨壁が残ることによって歯肉の高さが維持されるため，歯間部と頬舌側との間に歯肉の段差が生じず，上部構造にオーバーカントゥアを付与して無理にスキャロップ形態を作ることになり，清掃性だけでなく，審美性を達成することも難しくなる．

　また，埋入部位の歯槽頂部歯肉の厚みが厚い（4mm以上）場合は，ハイブリッドタイプのインプラントをマシーンサーフェイスのカラー部が1mm程度露出するよう，骨縁上埋入することにより，ソーサライゼーションをコントロールし，インプラント辺縁骨の吸収を最小限に抑えることができる（図10a）．

GBR

■清掃性と審美性の共存

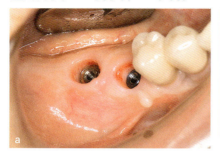
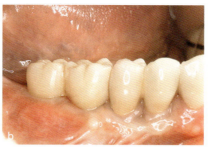

図9a, b 本法ではrunning roomの距離が約3 mmとなるため，適切な形態の上部構造を製作することができ，清掃性と審美性の両立を図りやすい．

■清掃性を重視した移行的なストレートカントゥア

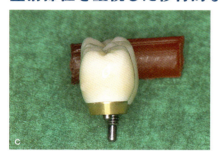
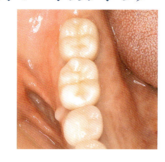

図9c, d 頬舌骨が吸収してできる自然なスキャロップ形態に対しては，清掃性を重視した移行的なストレートカントゥアを付与し，力のコントロールを考慮して天然歯よりやや小さめに設計した上部構造を装着する．

■歯槽頂部の歯肉の厚みが4 mm以上と厚い場合：骨縁上埋入

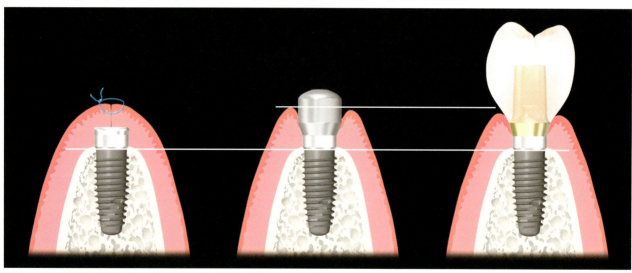

図10a 歯槽頂部の歯肉の厚みが4 mm以上と厚い場合は，インプラントを骨縁上埋入することができるため，ソーサライゼーションによる骨吸収を最小限に抑えることができ，高い位置に骨レベルおよび歯肉ラインを維持することができる．

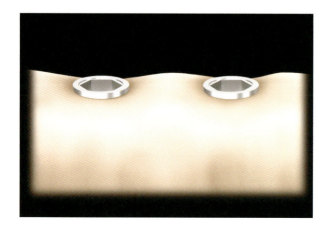

図10b 骨縁上埋入の場合，ソーサライゼーションの影響は最小限であるため，インプラント周囲骨には骨縁下欠損は生じず，生理的骨形態が得られる．露出したマシーンサーフェイスは骨縁上に突出した状態になり，清掃性はもっとも高いと考えられる．

第2章　GBRの目標　〜インプラント周囲骨についての考察〜

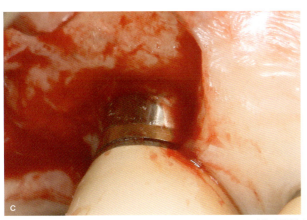
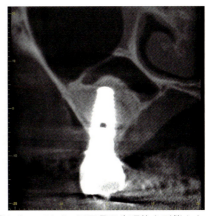

図10c, d　骨縁上埋入により，マシーンサーフェイス部が骨縁上に突出した状態になっており，周囲骨は生理的な形態となっている．清掃性と骨レベルの安定性は高いと考えられる．

■傾斜のある歯槽堤：フルラフサーフェイスの場合

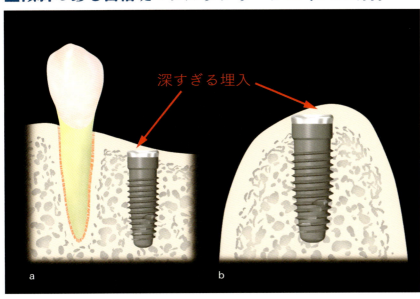

図11a, b　実際の歯槽堤は平坦ではないため，フルラフサーフェイスのインプラントを骨縁下埋入すると一部深すぎる埋入深度になってしまい，さらに清掃性を損なうことにつながる．

■傾斜のある歯槽堤：ハイブリッドタイプの場合

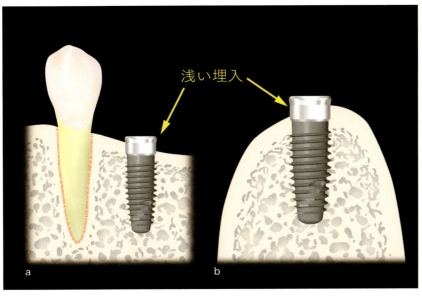

図12a, b　ハイブリッドタイプのインプラントでは，マシーンサーフェイスの露出を恐れずに骨縁埋入〜骨縁上埋入と浅い埋入ができるため，清掃性を担保できる．

図解！　遅延型吸収性膜を用いた安全安心GBR　023

GBR

■清掃性，安定性，審美性を兼ね備えたインプラント治療

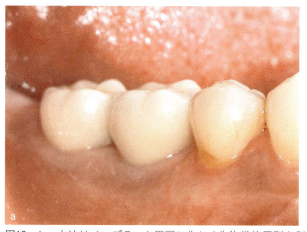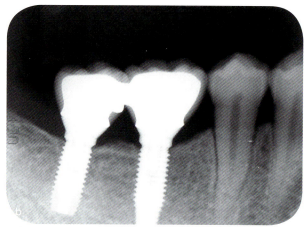

図13a, b　本法はインプラント周囲に生じる生物学的原則を利用して，無理なく清掃性，安定性，審美性を兼備することができる方法である．骨，歯肉，歯（インプラント）の各組織の連続性が得られ，インプラントの長期安定が期待できる状態である．

　その結果，歯槽堤はほとんど垂直性骨欠損のない生理的な骨形態（図10b）になり，もっとも清掃性の高いインプラント周囲環境にすることができる（図10c, d）．

　さらに，臨床的にしばしば見受けられる傾斜のある歯槽堤にフルラフサーフェイスのインプラントを埋入する場合，片側をプロトコールどおりに骨縁下埋入すると，もう一方の片側は深すぎる埋入深度となってしまい，非常に深い垂直性骨欠損を惹起することになってしまう（図11a, b）．これに対し，ハイブリッドタイプのインプラントでは，片側を骨縁に埋入し，もう片側はカラー部を露出させる骨縁上埋入にできるので，骨欠損をほとんど生じさせず，清掃性の高いインプラント治療を可能にする（図12a, b）．

　以上のように，本法はインプラント周囲に生じる生物学的な反応を積極的に利用して，天然歯周囲に生理的骨形態を獲得する切除療法（骨外科処置）と同様の効果を狙っており，その結果，無理なく清掃性，安定性，審美性を兼備することができる．筆者は本法がインプラントの長期安定につながる1つの方法ではないかと考えている（図13a, b）．

4　清掃性を考慮したインプラント治療：前歯部

　上顎前歯部などの審美領域にインプラント治療を行う場合，単独歯インプラントまたは少数歯インプラント修復と，多数歯にわたるインプラントブリッジ治療で対応法を変えている．

　単独歯インプラント，または少数歯インプラント治療を行う場合，隣接する同名の天然歯とほとんど見分けがつかないほどに歯肉ラインや歯間乳頭を左右対称に整えなければならないため，通法の前歯部埋入の基準どおり，将来のCEJから3〜4mm根尖側にプラットフォームを位置づけ，プラットフォームの唇側には2mm以上の骨幅を確保する[38]（図14）．このような審美性を優先したプロトコールでは，やや深めの埋入深度となるが，筆者はハイブリッドタイプのインプラントを使用し，デンタルフロスで清掃できる単冠修復（図15a, b）を採用することにより，清掃性の確保に努めている．

　多数歯にわたるインプラントブリッジ修復の場合，前述の臼歯部における治療法に従って施術する．その結果，カラー部周囲の辺縁骨の喪失により歯肉ラインが約1mm根尖側に下がるが，この反応がスキャロップ形態を作り出し，歯間部との段差が生じ

第2章 GBRの目標 〜インプラント周囲骨についての考察〜

■前歯部の単独歯，少数歯インプラント

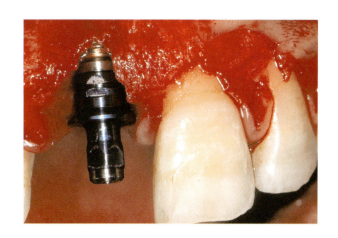

図14 前歯部の単独歯または少数歯インプラントでは同名天然歯と類似した審美修復（歯冠形態，歯肉ライン，歯間乳頭，歯肉の厚み，性状，色調など）が求められるため，グローバルスタンダード（プラットホーム周囲に2mm以上の骨の厚み，将来のCEJから3〜4mm根尖側の位置にプラットホームを位置付けて埋入）に従っている．

■デンタルフロスで清掃可能な単独歯インプラント

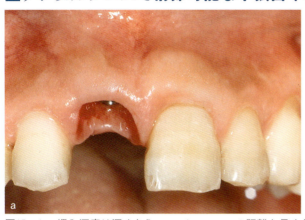
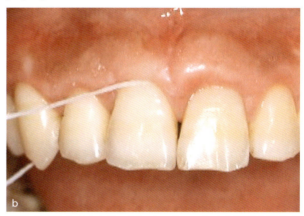

図15a, b 埋入深度は深くなり，running room の距離も長くなるが，単独歯であることから，デンタルフロスにより適切な清掃が可能となる．

ることで歯間乳頭を自然に表現できるため，一定の審美的結果を達成できる（図16a〜d）．インプラントは骨縁埋入しているので，浅い埋入深度になっており，歯間部も含めインプラント周囲溝は浅く，歯間ブラシで十分清掃できる環境である（図17）．

この方法は歯冠長が1mm長くなるという問題がある．しかし，多数歯にわたるインプラントブリッジの場合，通常，同名天然歯に長さや形態を合わせることがなく，健康な天然歯のような尖頭型の歯間乳頭を厳密に再建する必要もないため，緩やかなスキャロップをもつ歯肉ラインを形成し，左右対称の上部構造を製作することが目標となる．全体的に1mm長くなる歯冠長に対しては，機能的，審美的に可能であれば切端部を短くすることで整えることもできる（インプラントは歯根膜がないために，アンテリアガイダンスを緩徐化しなければならない場合があり，切端が短くなる傾向にある）．

前歯部であるからといって，審美性を追求するあまりに埋入深度が深くなりすぎると，患者自身によるプラークコントロールが困難になり，インプラント周囲炎につながる危険性が高くなることを認識する必要がある．

5 GBRの目標

筆者は，臼歯部のインプラント治療および前歯部インプラントブリッジ修復において，骨頂部の頬舌的骨幅が6mm程度の馬蹄形の歯槽堤を理想としており，GBRで骨造成を行う際にも，この骨形態を目標にしている（図8a）．したがって，非吸収性膜やチタンメッシュなどを用いて過剰なスペースメイキングを行う必要はなく，吸収性膜と骨移植材を用いる方法で，そして，必要に応じてチタンスク

GBR

■複数歯にわたるインプラントブリッジでの対処法

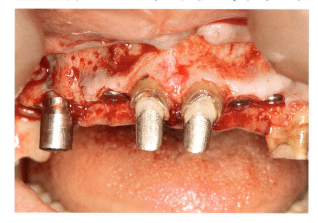
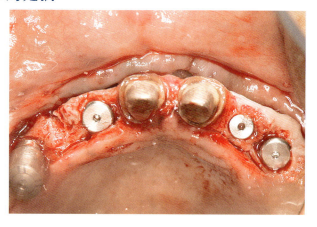
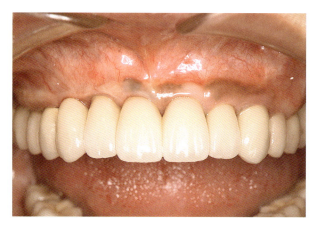
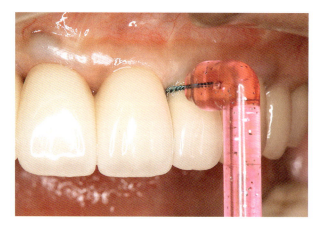

図16a｜図16b
図16c

図16a～c　前歯部であっても複数歯のインプラントブリッジの場合は，デンタルフロスによる清掃ができないため，基本的に臼歯部と同じ考え方で治療を行う．歯肉ラインが1mm下がって歯冠長が長くなるが，自然なスキャロップが得られることで，逆に歯間乳頭部が表現しやすくなる．長くなる歯冠長に対しては，口唇との関係や機能性の調整（アンテリアガイダンスの緩徐化）から切端をやや短くできる場合も多い．厳密に調和させるべき同名天然歯はなく，清掃性と審美性のバランスを考慮した修復が求められる．

図17　インプラントブリッジなどの連結した上部構造では，歯間ブラシによる適切な清掃が不可欠である．

リューピンを併用することで十分獲得できると考えている．非吸収性膜やチタンメッシュなどを用いて，骨幅8mm以上の棚状の歯槽堤に骨増大することは，術式的に非常に難易度が高くなるだけでなく，垂直性骨欠損の原因の1つになってしまうことを考えれば，インプラントの長期安定に必要十分な歯槽堤を安全に再建することの大切さが理解できるのではないだろうか．

患者は難易度が高く，侵襲の大きい術式による過剰な骨増大を望んでいるのではなく，安全で低侵襲の治療による健康で長持ちするインプラント治療を求めていることを忘れてはならない．

第2章　GBRの目標　〜インプラント周囲骨についての考察〜

■16年経過症例

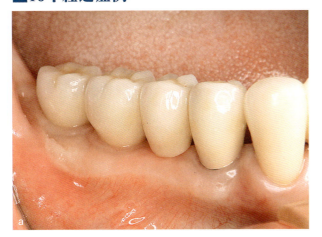
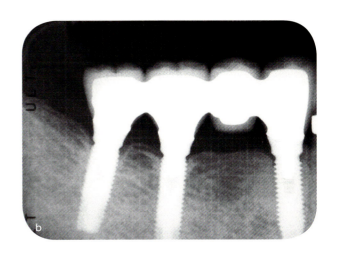
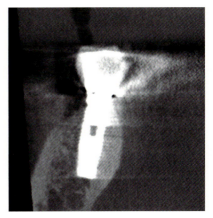

図18a〜c　本法により治療を行った16年経過症例．骨吸収はみられず，安定した状態が得られている．本症例では，カラー部だけでなく上部2スレッドまでがマシーンサーフェイスのハイブリッドタイプインプラントを用いている．

　現在，多くのボーンレベルインプラントシステムにおいては，ソーサライゼーションによる骨吸収を可及的に少なく抑え，骨レベルをプラットフォーム周辺に維持させようとさまざまな工夫[39]がなされているが，皮肉にも非生理的な骨形態と垂直性骨欠損を惹起する結果になってしまっていることが多い．将来，表面性状や接合様式の改良など，高い予知性をもって辺縁骨の吸収を抑制するインプラントデザインの開発やインプラント学に関連した新たな生物学的知見の発見に期待するところであるが，現時点では骨吸収を防ぐことは難しい．

　筆者は前述のように，ソーサライゼーションによりカラー部が露出することを前提に，さらにいえば，ソーサライゼーションを逆手にとって利用し，ハイブリッドインプラントのカラー部周囲の骨を水平的に吸収させることによって生理的な骨形態を獲得してきたが，幸いにも多くの症例で長期に安定した治療結果を得ることができており（図18a〜c），現時点では予知性の高い，現実的な手法の1つではないかと考えている．

　Longevityを目指すためには，インプラントも天然歯同様，「骨の平坦化」が大切である．清掃性において，天然歯とインプラント治療の間にコンセプトの違いがないように注意したいものである．

図解！　遅延型吸収性膜を用いた安全安心GBR

第3章 インプラント周囲の骨の裂開，開窓への対応
～吸収性膜を用いたGBR～

- 030　❶骨の裂開，開窓に対するGBRの必要性
- 030　❷GBRを行う前に
- 030　❸部位別にみる吸収性膜を用いたGBR
- 034　❹症例1：下顎臼歯部①
- 037　❺症例2：下顎臼歯部②
- 041　❻症例3：上顎臼歯部
- 044　❼症例4：上顎前歯部①
- 046　❽症例5：上顎前歯部②
- 049　❾症例6：上顎前歯部（インプラントブリッジ）
- 053　❿GBRのStep by Step

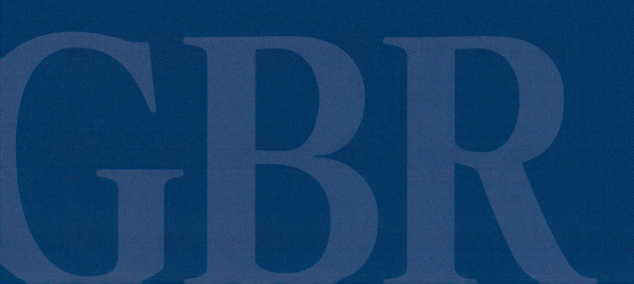

GBR

1 骨の裂開，開窓に対する GBR の必要性

欠損部歯槽堤の骨幅が不足し，インプラント周囲に十分な骨がなくても，歯槽堤基底部の骨が十分に存在し，初期固定が確実に得られる場合は，インプラントの埋入が可能になる．しかし，この場合，歯槽頂部でインプラント体周囲の骨が薄くなり，骨の裂開や開窓にともなってインプラント表面が露出するため，インプラント埋入と同時に GBR による骨増大を行い，露出しているインプラント表面のオッセオインテグレーションを獲得する必要がある．

インプラント治療を必要とする欠損部歯槽堤は，抜歯にともなう生理的骨吸収や歯周病，歯根破折，外傷などを原因とする骨吸収により，骨の形態異常を呈していることが多く，インプラント埋入時には，このような GBR の併用が必要になるケースが少なくない．また，抜歯をともなうインプラント治療の場合，筆者は通常，抜歯後から約 2 か月の治癒を待ち，抜歯窩の歯肉が上皮化してからインプラントを埋入（待時埋入）するが，その際には抜歯窩とインプラントの間にギャップが存在したり，骨壁を一部失った抜歯窩からインプラント表面が露出している場合が多く，抜歯窩内外のインプラント周囲に GBR を同時に行う必要がある．

本章では，骨の裂開，開窓によるインプラント表面の露出に対する吸収性膜を用いた GBR について解説する．インプラント治療を臨床に取り入れる場合，この治療オプションは必須の術式になると思われる．

2 GBR を行う前に

歯周外科処置やインプラント手術などの他の外科手術と同様，GBR においても，患者のコンプライアンス，プラークコントロールの状態，全身疾患および喫煙の有無などは，その成否に大きくかかわる重要な因子であるため，術前に確実に管理しておくことが大切である．再建的処置である GBR では，血液供給の良否が処置の成否を分けると言っても過言ではないため，喫煙の有無はとくに重要である．

喫煙が認められる場合，その状態で手術を行っても術後に歯肉弁が壊死し，成功率が著しく低下する可能性が高いことを患者に伝え，ただちに禁煙を指示するとともに，1 日の喫煙本数や喫煙期間について正確に確認する．

禁煙を開始してどれくらいの期間が経てば，安全に GBR を施術することができるかについては，科学的根拠はないが，筆者は 3 か月間の禁煙を目安にしている．また，過去に喫煙の既往がある場合でも，禁煙時期や喫煙期間，当時の 1 日の喫煙本数などを確認するが，禁煙してからの期間が長くても，完全に喫煙の影響が排除されたかどうか不明であるため，患者には術後のリスクについて十分に説明しておく必要がある．

3 部位別にみる吸収性膜を用いた GBR

第 2 章で考察したように，治療対象の部位によってインプラントの埋入深度や必要な骨形態および骨幅は異なり，それにともなって GBR による骨増大の目標も違ってくるため，治療部位の特性を考慮しながら部位別に解説していく．

1）下顎臼歯部でのポイント

①欠損部の軟組織の評価

術前に診査しておくべき軟組織の評価として，まず挙げられるのが歯槽堤の高さおよび形態であるが，高さの不足や形態不良が多少あっても，GBR の術式や成否に大きく影響を与える因子とは考えておらず，手術を行ううえで実際に重要な要件となるのは歯槽頂部の角化歯肉の幅である．後述の「GBR の Step by Step」でも触れるが，歯槽頂部の角化歯肉は GBR を安全に行ううえで非常に重要な要素であり，6 mm 以上の幅が望ましいと考えている．角化歯肉の幅が不足する場合でも，とくに術式などに変更はなく，順調に治癒する限り問題は発生しないが，万一，歯肉裂開にともなう膜の露出が生じた場合には，感染のコントロールが困難になるおそれがあるため，十分な幅の角化歯肉が存在するほうが安心で

第3章 インプラント周囲の骨の裂開，開窓への対応 〜吸収性膜を用いたGBR〜

■ 歯槽頂部の角化歯肉の幅

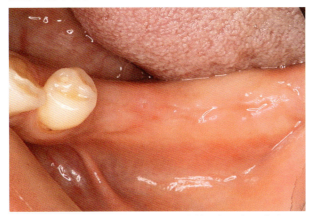

図1a GBRを安全に行うために，歯槽頂部の角化歯肉は6mm以上の幅が望ましい．

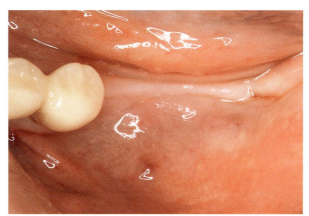

図1b 角化歯肉の幅が不足する症例で，歯肉裂開にともなう膜の露出が生じた場合には，感染のコントロールが困難になるおそれがあるため，注意が必要である．

■ 歯槽頂部の歯肉の厚みと埋入深度

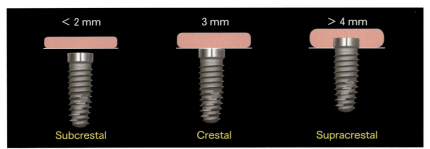

図2a 歯槽頂部の歯肉の厚みに応じて，インプラントの埋入深度を変える（厚み2mm以下：骨縁下埋入，3mm：骨縁埋入，4mm以上：骨縁上埋入）．

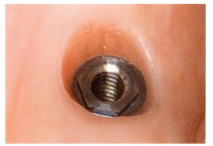

図2b Running roomを2〜3mmにコントロールする．

ある（図1a, b）．角化歯肉がまったくないような症例では，GBR前に遊離歯肉移植を行い，十分な角化歯肉を獲得することが有効な場合もある．

次に評価するのは，歯槽頂部の歯肉の厚みである．臼歯部の場合，歯槽頂部の歯肉の厚みに応じて，インプラントの埋入深度を変える必要があるため（厚み2mm以下：骨縁下埋入，3mm：骨縁埋入，4mm以上：骨縁上埋入とする[40]ことでrunning roomを2〜3mmにコントロールする：図2a, b），インプラント埋入とGBRを同時に行う場合は歯肉の厚みを評価しておくことは必須となる．また，欠損部歯肉にプラークコントロール不良による炎症や義歯，ポンティックなどによる潰瘍や不良形態があると，術後の歯肉裂開の原因になるので，外科処置までに解決しておくことが必要である．

その他，口腔前庭や口腔底が浅い，術部に瘢痕組織が存在する場合などは，GBRの難易度が高くなるため，口腔前庭や口腔底の深さと瘢痕組織の有無を確認しておくことも重要である．

②欠損部の硬組織の評価

通常，硬組織の状態はCBCTを用いて評価する．

まず，欠損部の骨レベル（頬舌的な骨の高さ）と骨幅（歯槽頂部，基底部）および骨形態を精査し，骨吸収の状態を把握する．とくに舌側は，重要な神経や血管が複雑に走行しているため，顎舌骨筋線の位置，舌側のアンダーカット部の有無や程度など，骨形態の慎重な診査が求められる．

さらに，隣接歯の骨レベルを確認して，GBRによる骨増大の目標（骨の高さ：隣接歯骨レベルを結んだライン，骨幅：6mmの馬蹄形）を定める（図3a, b）．遊離端欠損の場合は下顎結節部の骨レベルと隣接歯

GBR

■欠損部硬組織の精査と骨増大の目標設定

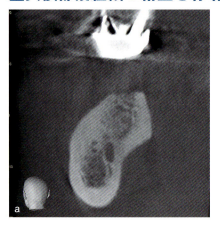
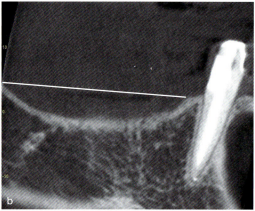

図3a, b 欠損部の骨レベルと骨幅および骨形態を精査し, 骨吸収の状態を把握する. また, 下歯槽管やオトガイ孔の位置, 走行を正確に確認する. 舌側は骨形態にアンダーカットがみられることが多いため, 注意を要する. GBRによる骨増大の目標は骨の高さが隣接歯骨レベルを結んだライン, 骨幅が6mmの馬蹄形と定める. 遊離端欠損の場合は下顎結節部の骨レベルと隣接歯骨レベルを結んだライン（白線）を目標とする.

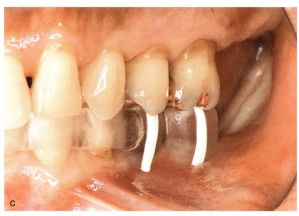
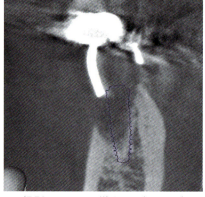

図3 c, d 造影性のある材料を用いたサージカルテンプレートを装着してCBCTを撮影すると, 骨増大の目標を明確に設定することができる.

骨レベルを結んだラインを目標とする.

このとき, 造影性のある材料を用いたサージカルテンプレートを装着した状態でCBCTを撮影すると, 骨増大の目標を明確に設定することができるため, 非常に有効である（図3 c, d）.

次に皮質骨と海綿骨の割合や海綿骨の骨梁の状態などから骨質を評価し, インプラント治療が可能かどうか診断する. このとき, 骨髄炎や骨硬化症, 腫瘍などの病変の有無を確認し, その存在が疑われれば専門医に紹介し, 適切な処置を施してもらう.

下顎臼歯部のインプラント治療に特有の注意事項として, オトガイ神経および下歯槽神経があるが, CBCT所見よりオトガイ孔の位置や大きさと下顎管の走行を正確に把握し, これらの解剖的制約から安全域を確保して, 決して外科的侵襲を加えないよう注意する. また, CBCT画像のなかに対合歯の歯冠部が入るように撮影することで, インプラントの埋入位置や骨増大の量や方向を正確に定めることができるので, CBCT撮影の際には配慮したい事項である（図4）.

③隣接歯, 対合歯など周囲組織の評価

隣接歯の骨レベルがGBRによる骨増大の限界を左右することから, 骨レベルが低く, 十分な骨増大が得られないと予測される場合には, 戦略的にその隣接歯を抜歯し, さらに隣の歯の高い骨レベルを利用して, 十分な骨増大を図ることがある（図5 a, b）. ただし, そのために保存可能な歯を抜歯することについて患者と十分に話し合い, 同意を得ることが重要であることは言うまでもない.

また, 長期間に及ぶ欠損部の放置のために, 対合歯が挺出した状態（図6）であると, GBR術後の術

第3章 インプラント周囲の骨の裂開，開窓への対応 〜吸収性膜を用いたGBR〜

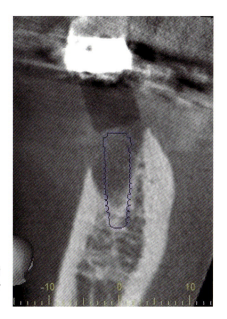

図4 造影性のサージカルテンプレートを用いない場合，CBCT画像のなかに対合歯の歯冠部が入るように撮影すると，インプラントの埋入や骨増大を行ううえで有効である．

■隣接歯，対合歯の評価と対処法

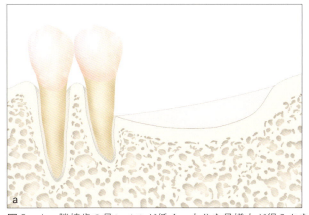
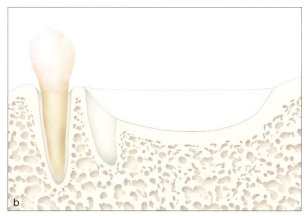

図5 a, b 隣接歯の骨レベルが低く，十分な骨増大が得られないと予測される場合，その隣接歯を抜歯し，さらに隣の歯の高い骨レベルを利用して，十分な骨増大を図ることがある．

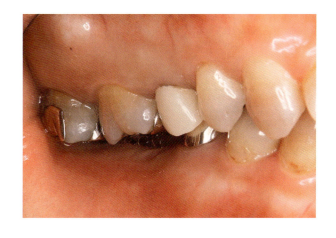

図6 対合歯が挺出した状態であると，GBR術後の術部腫脹により，創傷部が対合歯に強く接触して，歯肉の裂開を生じる危険性がある．

部腫脹により創傷部が対合歯に強く接触し，歯肉の裂開を生じる危険性があるため，術前に欠損部歯肉と対合歯との間のクリアランスを確認，調整しておくことが求められる．その他，開口量や頬粘膜の伸縮性なども術部へのアクセスに影響を及ぼすため，事前に確認しておくとよい．

症例1：下顎臼歯部①

■初診時

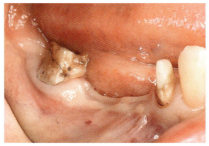 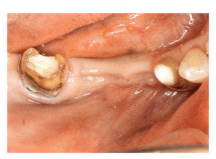

図7a 図7b

図7a 欠損部の軟組織は垂直的に吸収しており，高さを減じている状態であった．
図7b 歯槽頂部の角化歯肉の幅は約6mmと適量存在し，厚みも3mmあった．

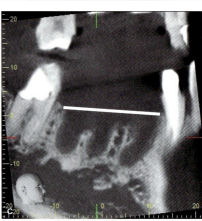 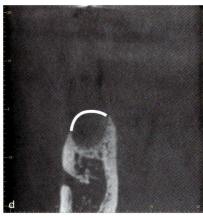

図7c, d 歯槽頂の高さが頬舌的に失われており，抜歯窩もほぼ残存しているのが確認できるが，抜歯窩根尖部に初期固定に必要な骨が存在していたため，インプラントの同時埋入が可能と判断し，白線をGBRの目標とした．$\overline{5}$根尖部にオトガイ孔が存在しており，注意が必要である．

4 症例1：下顎臼歯部①

患者は59歳，女性．下顎右側臼歯部の腫脹を主訴に来院した．診査の結果，$\overline{6}$, $\overline{5}$には深い歯肉縁下う蝕および歯根破折が認められ，抜歯と診断した．

$\overline{6}$, $\overline{5}$の抜歯後，2か月間の治癒を待ち，欠損部歯肉の上皮化が得られたところで，GBRおよびインプラント埋入手術を計画した．欠損部の軟組織は垂直的に吸収しており，高さを減じている状態であった（図7a）．また，抜歯窩の形跡が残存し，やや歯肉の形態不良が認められる状態であったが，歯槽頂部の角化歯肉の幅は約6mmと適量存在し，厚みも3mmあった（図7b）．CBCT所見より，歯槽頂の高さが頬舌的に失われており，抜歯窩もほぼ残存しているのが確認できるが，抜歯窩根尖部にインプラントの初期固定に必要な骨が存在していたため，インプラントの同時埋入が可能と判断し，CBCT上に設定した白線をGBRの目標とした（図7c, d）．

$\overline{5}$根尖部（頬側歯槽骨頂から約8mmの位置）にオトガイ孔が存在していた（図7d）ため，処置中にオトガイ神経を損傷しないよう，細心の注意を払う必要があった．

歯槽頂切開を加え，歯槽頂部の角化歯肉を頬舌的に約3mm幅ずつに二分し，全層弁を剥離，翻転した（図7e）．神経を損傷しないように注意しながらオトガイ孔を明示し（図7f），そこから5mm以上離した歯冠側に減張切開を入れ，歯肉弁の伸展性を確保した（図7g, h）．歯槽骨表面にデコルティケーションを行った（図7i）後，通法に従いインプラントを埋入したところ，$\overline{6}$はほぼ全周にわたってインプラント表面が露出した（図7j）．

遅延型吸収性膜と骨移植材を用い，インプラント体をスペースメイキングの支柱として利用することにより，水平的・垂直的GBRを施術した（図7k～m）．歯肉弁を元の位置に戻し，テンションフリーの状態で単純縫合にて一次閉鎖した（図7n）．

術後4か月経過時のCBCT所見から，インプラ

第3章 インプラント周囲の骨の裂開，開窓への対応 〜吸収性膜を用いたGBR〜

■インプラント埋入，GBR

図7e|図7f

図7e 歯槽頂切開を加え，角化歯肉を二分し，全層弁を剥離，翻転した．
図7f オトガイ孔を明示し（白丸部），位置を確認したのち，神経を損傷しないよう注意した．

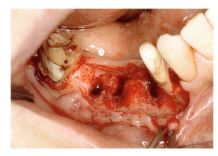
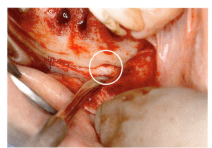

図7g|図7h

図7g, h オトガイ孔から5 mm以上離した歯冠側に減張切開を入れ，歯肉弁の伸展性（矢印）を確保した．

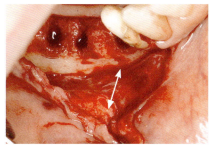
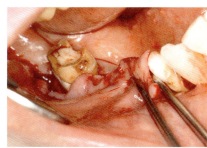

図7i|図7j

図7i 歯槽骨表面にデコルティケーションを行った．
図7j インプラントを埋入したところ，6̲はほぼ全周にわたってインプラント表面が露出した．

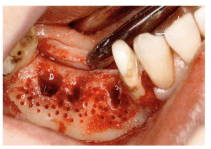
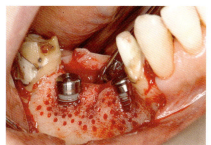

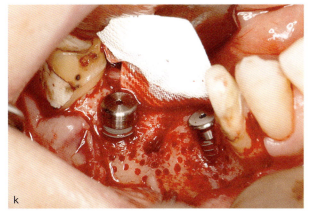
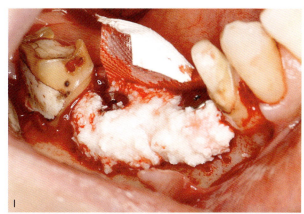

k l

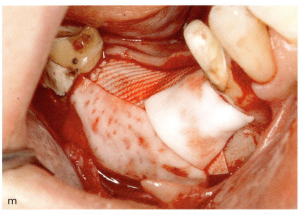
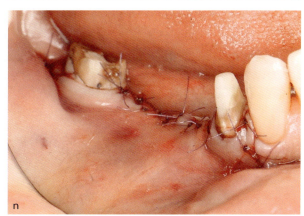

m n

図7k〜m 遅延型吸収性膜と骨移植材を用い，インプラント体をスペースメイキングの支柱として利用することにより，水平的・垂直的GBRを施術した．
図7n 歯肉弁を元の位置に戻し，テンションフリーの状態で単純縫合にて一次閉鎖した．

■術後4か月

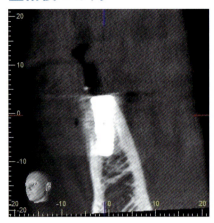
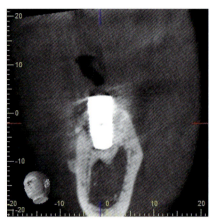

図7o 図7p

図7o, p 術後4か月経過時の状態. インプラント周囲に十分な骨再生が得られている.

■二次手術時

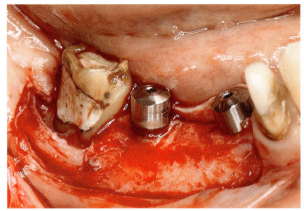

図7q 二次手術時. 骨様組織の増大が確認できる.

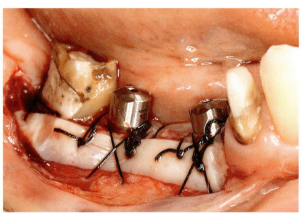

図7r 角化歯肉の獲得のために遊離歯肉移植を行った.

■治療終了時

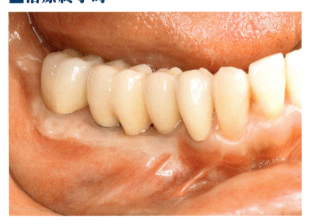

図7s 軟組織の治癒を待った後に, 上部構造を製作し, 装着した.

ント周囲には十分な骨再生が得られていることが確認できる(図7o, p). 二次手術時においても, 骨様組織の増大を確認し, その後に角化歯肉の獲得のためにFGGを行った(図7q, r). 軟組織の治癒を待った後に, 上部構造を製作し, 装着した(図7s).

　本症例のように, 欠損部の近遠心距離が長く, 第

第3章　インプラント周囲の骨の裂開，開窓への対応 〜吸収性膜を用いたGBR〜

■より清掃性を高めるために：埋入位置の工夫

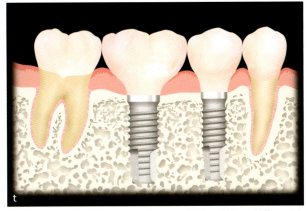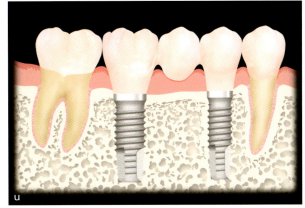

図7 t, u　欠損部の近遠心距離が長い場合や骨幅の制約によりワイドインプラントが埋入できない場合，インプラントを|6|の中央ではなく，遠心根部に埋入して，|6̄|6'|5̄|（|6'|をポンティック）の形態にすることにより，清掃性を向上させることができる．図7 tの場合，近遠心のクラウンカントゥアがオーバーになり，清掃が困難であるが，図7 uの場合，ポンティックを挟むことでストレートカントゥアを付与でき，歯間ブラシで容易に清掃することができる．

一大臼歯を解剖学的形態に模倣して製作すると，|6|のインプラント周囲の清掃性が困難になるおそれがある場合は，インプラントを|6|の中央ではなく，遠心根に埋入して，|6̄|6'|5̄|の形態（|6'|近心根はポンティック）にすることにより清掃性を向上させることができる（図7 t, u）．

5 症例2：下顎臼歯部②

患者は43歳，女性．下顎右側臼歯部欠損に対するインプラント治療を希望して来院した．欠損部の軟組織を診査すると，歯槽頂部の角化歯肉が2〜3 mmしか存在せず，歯肉の厚みも2〜3 mmと薄かった．義歯は装着しておらず，潰瘍などの粘膜の傷はなかったが，口腔前庭および口腔底は浅かった（図8 a, b）．CBCT画像から歯槽骨は十分な高さを有していたが，頬舌的骨幅が骨頂部で約2 mmしかなく，稜状を呈していた．

|5̄|相当部根尖側には，骨頂から約8 mm離れた部位にオトガイ孔が存在し，オトガイ孔から近心側に約5 mmのオトガイ神経の近心ループがみられた．隣接歯の|4̄|は歯根破折していたため，約2か月前に抜歯したが，同部にはまだ抜歯窩が残存していた（図8 c〜f）．

筆者は，この|4̄|のように抜歯してからインプラント埋入を行う際には，抜歯時にはソケットプリザベーションなどは行わず，抜歯のみを行い，抜歯後約2か月経過して抜歯窩の上皮化が得られたときにインプラント埋入とGBRの同時施術を行うことが多い．理由としては，以下5点が挙げられる（表5）．

①抜歯後，十分治癒を待ったうえで上皮化を確認していることから，抜歯窩内に感染が残存している可能性は低い．
②上皮化が得られているので，縫合時に一次閉鎖が得やすく，術後感染を予防しやすい．
③束状骨は吸収しているが，抜歯窩のほとんどの形態が残存しており，インプラント埋入およびGBRが容易である（骨移植材の填入が容易）．
④抜歯窩の根尖側の骨や残存骨壁を利用してインプラントの初期固定を得られることが多い．
⑤抜歯後の治癒機転において，抜歯後2か月は層板骨の形成が始まり，インプラントの初期固定の一助となる可能性がある．

診査の結果，本症例では軟・硬組織ともに条件が悪く，難易度の高い手術が予想されたが，|6̄|〜|4̄|部にインプラントを3本埋入し，同時にGBRを施術する計画を立てた．

歯槽頂部の角化歯肉を頬舌的に二分するように歯槽頂切開を加えた．本症例のように角化歯肉の幅が

症例2：下顎臼歯部②

■初診時

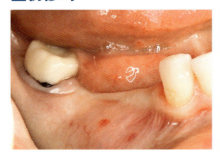 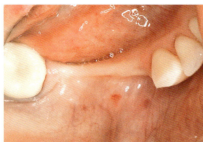

図8a, b

図8a, b　歯槽頂部の角化歯肉が2～3mmしか存在せず，歯肉の厚みも2～3mmと薄かった．また，口腔前庭および口腔底は浅かった．

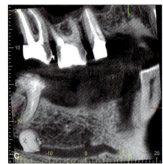 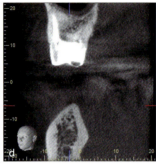 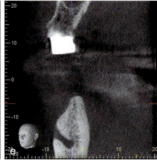 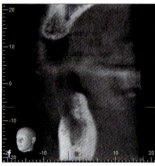

図8c～f　歯槽骨は十分な高さを有していたが，頬舌的骨幅が骨頂部で約2mmしかなく，稜状を呈していた．5̲相当部根尖側には，骨頂から約8mm離れた部位にオトガイ孔が存在し，オトガイ孔から近心側に約5mmのオトガイ神経の近心ループがみられた．隣接歯の4̲は約2か月前に抜歯したが，同部にはまだ抜歯窩が残存していた（f）．

表1　抜歯後2か月待時インプラント埋入の利点．

- 上皮化が得られているので，抜歯窩内に感染が残存している可能性は低い
- 上皮化が得られているので，縫合時に一次閉鎖が得やすく，術後感染を予防しやすい
- 束状骨は吸収しているが，抜歯窩の形態が残存しており，インプラント埋入およびGBRが容易である（骨移植材の填入が容易）
- 抜歯窩の根尖側の骨や残存骨壁を利用してインプラントの初期固定を得られやすい
- 抜歯窩内に層板骨の形成が始まり，初期固定の一助になる可能性がある

少なく，歯槽骨頂が稜状を呈している場合は，ライニング，ディープニングをていねいに行い，歯肉弁を穿孔しないように注意することが大切である．骨膜剥離子で歯肉弁を損傷しないよう注意しながら全層弁で剥離した後，オトガイ孔を明示し，骨頂からの実寸を測定した．頬側歯肉弁に対して，オトガイ孔から5mm離した位置に減張切開を加え，歯肉弁の伸展性を確保した．ラウンドバーを用いて皮質骨を穿孔（デコルティケーション）し，海綿骨からの血液供給を確保した後，通法にしたがい，インプラントを埋入した（図8g, h）．

骨より露出したインプラント表面に対して，遅延型吸収性膜と骨移植材を用いてGBRを行った．インプラントが歯槽骨からはみ出す外側性の欠損であったため，スペースメイキングのためにチタンスクリューピンをデコルティケーションの際に穿孔した孔に固定した．チタンスクリューピンは頬側に約2～3mm水平的に突き出すように設置し，必要十分な骨幅が得られるようにした（図8i）．骨移植材を填入し膜で被覆した後に（図8j, k），単純縫合を用い

第3章 インプラント周囲の骨の裂開，開窓への対応 〜吸収性膜を用いたGBR〜

■インプラント埋入，GBR

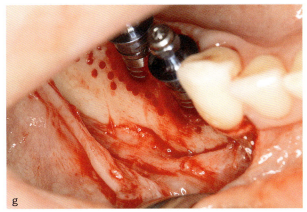
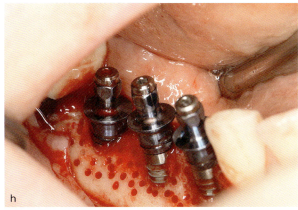

図8g, h　全層弁で剥離した後，オトガイ孔を明示し，骨頂からの実寸を測定した．頬側歯肉弁に対して，オトガイ孔から5mm離した位置に減張切開を加え，歯肉弁の伸展性を確保した．ラウンドバーを用いて皮質骨を穿孔（デコルティケーション）し，海綿骨からの血液供給を確保した後にインプラントを埋入した．

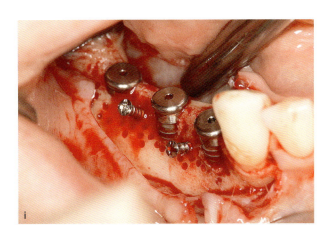
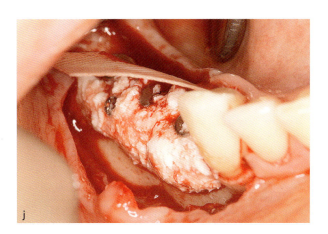

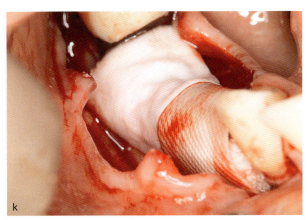
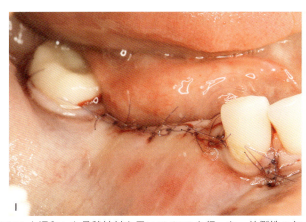

図8i〜k　露出したインプラント表面に対して，遅延型吸収性膜とEMDと混和した骨移植材を用いてGBRを行った．外側性の欠損であったため，スペースメイキングのためにチタンスクリューピンをデコルティケーションの際に穿孔した孔に固定した．チタンスクリューピンは頬側に約2〜3mm水平的に突き出すように設置し，必要十分な骨幅が得られるようにした．骨移植材を膜で完全に被覆した．
図8l　単純縫合を用いて歯肉弁を一次閉鎖した．

て歯肉弁を一次閉鎖した（図8l）．同時手術から4か月後のCBCT撮影で，必要十分な骨再生が確認できたので（図8m〜o），通法に従い，二次手術（口腔前庭の拡張および角化歯肉の獲得のため，頬側にFGG，舌側にAPFを適用：図8p），上部構造製作を行った（図8q）．

■術後

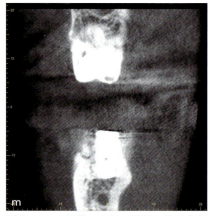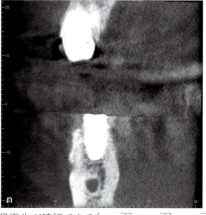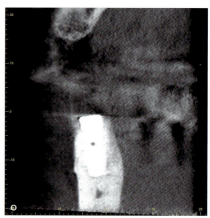

図8 m〜o　術後4か月の状態．必要十分な骨再生が確認できる（m：$\overline{6|}$，n：$\overline{5|}$，o：$\overline{4|}$）．

■二次手術時

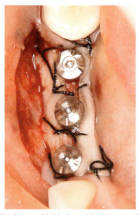

図8 p　二次手術時に口腔前庭の拡張および角化歯肉の獲得のため，頰側にFGG，舌側にAPFを行った．

■治療終了時

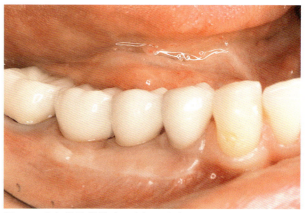

図8 q　上部構造装着時．良好な治療結果が得られた．

1）上顎臼歯部でのポイント

　上顎臼歯部のGBRにおいても，前述した下顎臼歯部と同様の一般的な評価を行う．骨増大の目標も同じであるが，下顎臼歯部に比べ，上顎臼歯部は骨密度が低い場合が多いため，GBRによって失われた歯槽骨を回復し，良好な歯冠 - 歯根（インプラント）比を得ることは下顎臼歯部以上に重要であると考えている．

　上顎臼歯部には下顎臼歯部のような解剖学的制約は少ないが，上顎洞の位置や形態，大きさを把握して，GBRによって再建可能な歯槽骨頂から上顎洞底までの距離を予測し，GBRのみで対応できるのか，それとも上顎洞底挙上術の併用が必要になるのかを診断することが大切である．

　上顎洞底挙上術が必要な場合，GBRと上顎洞底挙上術を同時に施術すると効率的であるが，同時手術を行って大きく歯肉裂開が生じたとき，その悪影響がGBRによる骨増大部のみならず，上顎洞内の骨増大部にも及ぶ危険性があるので，注意が必要である．術部の状態や術者の経験などを考慮し，同時手術を行うのか，段階的に施術するのかを決定することが求められる（参考症例：図9 a〜d）．

第3章 インプラント周囲の骨の裂開，開窓への対応 ～吸収性膜を用いたGBR～

参考症例：上顎臼歯部の上顎洞底挙上術およびGBR

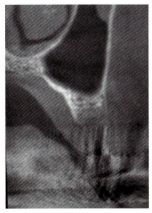
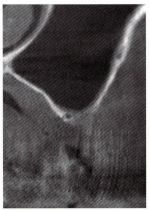

図9a 適切な歯冠形態，良好な歯冠-歯根（インプラント）比を得るには上顎洞底挙上術だけでなく，GBRも必要である．

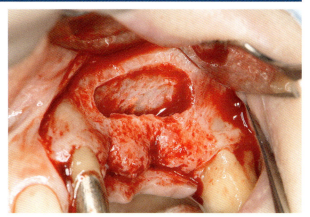

図9b 上顎洞底挙上術とGBRの同時手術．歯肉およびシュナイダー膜の裂開が生じないように細心の注意を払う．

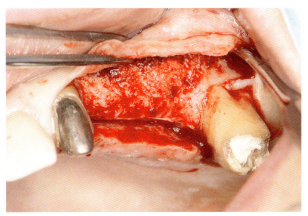

図9c GBRにより適切な歯槽堤が得られた．

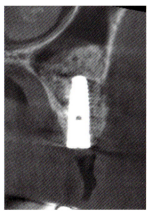
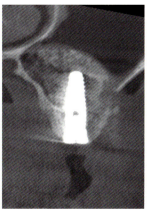

図9d 上顎洞底挙上術とGBRにより，十分な長さのインプラントが埋入でき，良好な歯冠-インプラント比が得られた．

6 症例3：上顎臼歯部

患者は62歳，女性．上顎左側欠損部の固定式修復を希望して来院した．約3か月前に同部の抜歯を行っており，軟組織の治癒はほぼ完了した状態であった（図10a, b）．

CBCT診査から，抜歯窩の残存と歯槽骨頂部の骨幅不足が認められたが，歯槽堤の骨の高さは良好であった．歯槽骨頂から上顎洞底までの距離は3～4mmで上顎洞底挙上術が必要であったが，既存骨が一定量存在しており，インプラントの初期固定が可能な状態であった（図10c, d）．さらに，角化歯肉の幅，厚みが十分あり，形態も良好な歯槽堤であったため，インプラント埋入とGBR，上顎洞底挙上術の同時手術を行うこととした．

歯槽頂切開を遠心部歯槽粘膜まで加えて歯肉弁を剥離し，十分な減張切開を入れることで歯肉弁の伸展性を確保した．ラテラルウィンドウを開け，上顎洞粘膜を剥離した後（図10e），インプラント埋入と骨移植材を用いた上顎洞底挙上術を行った（図10f）．その後，インプラント露出部に対して骨移植材と吸

症例3：上顎臼歯部

■初診時

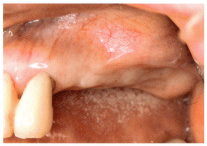
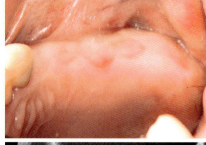

図10a 図10b

図10a, b　約3か月前に同部の抜歯を行っており，軟組織の治癒はほぼ完了している．歯槽頂部の角化歯肉の幅は十分存在している．

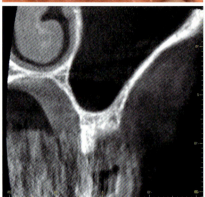
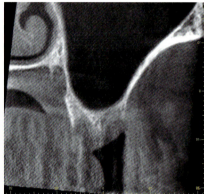

図10c 図10d

図10c, d　抜歯窩の残存と歯槽骨頂部の骨幅不足が認められたが，歯槽堤の骨の高さは良好であった．歯槽骨頂から上顎洞底までの距離は3〜4mmで上顎洞底挙上術が必要であったが，既存骨が一定量存在しており，インプラントの初期固定が可能な状態であったため，インプラント埋入とGBR，上顎洞底挙上術の同時手術を行うこととした．

■インプラント埋入，上顎洞底挙上術，GBR

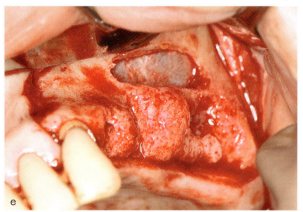
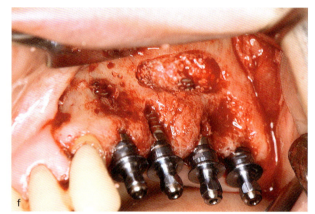
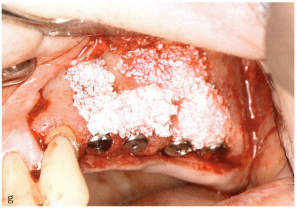
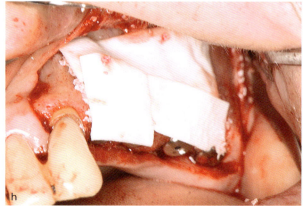

図10e〜h　歯槽頂切開を遠心部歯槽粘膜まで加えて歯肉弁を剥離し，十分な減張切開を入れることによって歯肉弁の伸展性を確保した(e)．ラテラルウィンドウを開け，上顎洞粘膜を剥離した後，インプラント埋入と骨移植材を用いた上顎洞底挙上術を行った(f)．その後，インプラント露出部に対して生理食塩水と混和した骨移植材と吸収性膜を設置し，GBRを行った(g, h)．本症例のようにインプラントが歯槽骨内に収まっている内側性のGBRの場合は，スクリューピンなどによるスペースメイキングは不要である．

第3章 インプラント周囲の骨の裂開，開窓への対応 〜吸収性膜を用いたGBR〜

■縫合

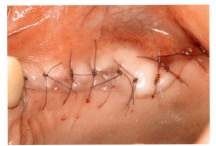

■二次手術時

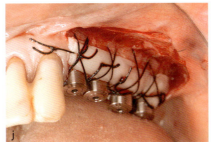
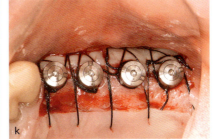

図10i 吸収性縫合糸を用いて単純縫合を行い，一次閉鎖を図った．

図10j, k 二次手術時，インプラント周囲に角化歯肉を獲得する目的でFGGを行った．

■治療終了時

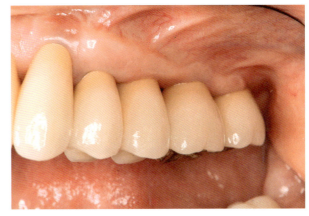

図10l 十分治癒を待ち，二次手術から4か月後に上部構造を装着した．

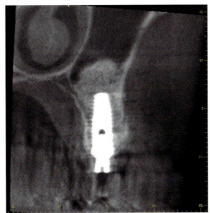
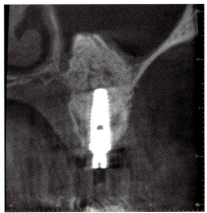

図10m, n　CBCT所見（m：５, n：６）. GBRおよび上顎洞底挙上術により必要十分な骨再生が認められる．

収性膜を設置し，GBRを行った（図10g, h）．縫合は吸収性縫合糸を用いて単純縫合を行い，一次閉鎖を図った（図10i）．二次手術時には，インプラント周囲に角化歯肉を獲得する目的でFGGを行い（図10j, k），治癒を十分待った後に上部構造を装着した（図10l〜n）．

1）前歯部でのポイント

前歯部単独インプラントでは，隣接天然歯と近似した審美性を獲得するために，プラットフォーム周囲に骨幅8 mmの歯槽堤（とくに唇側に2 mmの骨の厚み）を回復することが求められる．また，隣接歯の骨レベルが歯間乳頭の再建に非常に重要な因子であるので，隣接歯の骨レベルが低い場合は，再生や挺出などによって隣接歯の骨レベルを改善するか，戦略的抜歯やブリッジによる修復への計画変更を考慮する必要がある．

隣接歯の骨レベルが適正である場合，次にチェッ

GBR

症例4：上顎前歯部①

■初診時

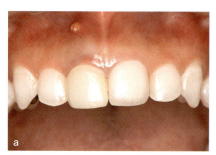
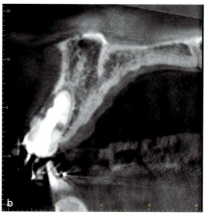
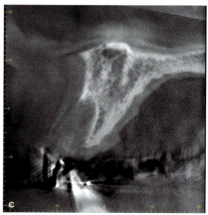

図11a〜c　1|にはサイナストラクトが生じており，歯根破折も認められたため，保存困難と判断し，抜歯した．抜歯窩の上皮化が得られた抜歯後2か月経過時にCBCT撮影を行ったところ，唇側骨は大きく喪失していたが，口蓋側の骨は十分残存しており，インプラント埋入とGBRの同時手術が可能と判断した．

■術前

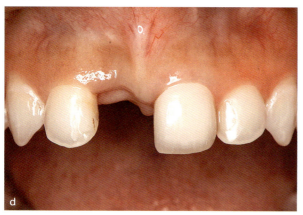
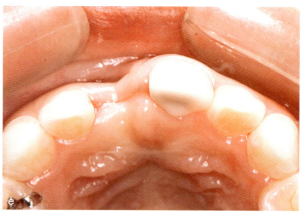

図11d, e　術前の状態．軟組織は陥凹が大きく，不良形態を呈していた．

クすべきポイントは口蓋（舌）側の骨レベルである．口蓋（舌）側の骨レベルが正常であれば，唇側への水平的骨増大のみで対応でき，インプラントを同時に埋入できるが，口蓋（舌）側の骨がその高さを減じている場合は垂直的な骨増大も必要になり，難易度が上がるため，インプラント同時埋入ができるか，それともGBRのみを行うステージドアプローチを選択すべきか，慎重に判断することが求められる．

また，下顎前歯部などで時々見られるように，元々の歯槽骨の骨幅が非常に薄く，骨増大を行っても十分な骨幅，骨形態が得られない場合，ブリッジなど他の修復方法を検討する．一方，多数歯インプラントの場合，臼歯部に準じた評価および目標設定する．

7　症例4：上顎前歯部①

患者は24歳，女性．上顎右側前歯の違和感を主訴に来院した．診査の結果，1|にはサイナストラクトが生じており，歯根破折も認められたため，保存困難と判断し，抜歯した（図11a, b）．抜歯窩の上皮化が得られた抜歯後2か月経過時にCBCT撮影を行ったところ，唇側骨は大きく喪失していたが，口蓋側の骨は十分残存しており，インプラント埋入とGBRの同時手術が可能と判断した（図11c）．

術前の軟組織は陥凹が大きく，不良形態を呈していたが（図11d, e），適切なフラップデザインと減張

第3章　インプラント周囲の骨の裂開，開窓への対応 〜吸収性膜を用いたGBR〜

■術中

図11f｜図11g

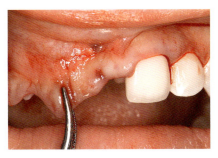 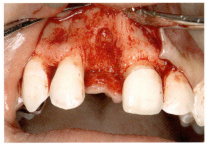

図11f　適切なフラップデザインと減張切開により，歯肉弁の十分な伸展性を得た．縦切開は3|の遠心隅角部に加えている．
図11g　唇側の骨吸収は著明であったが，その他の3骨壁はほぼ健全な状態を保っていた．

図11h｜図11i

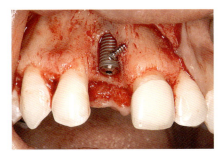 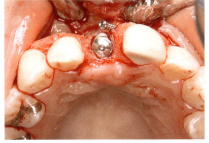

図11h, i　唇側に2mmの骨幅を造成するために，インプラントの唇側にチタンスクリューピンを設置し，より確実なスペースメイキングを行った．

図11j｜図11k

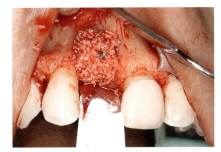 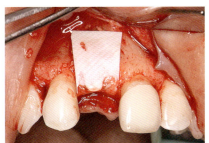

図11j, k　骨移植材を填入し，遅延型吸収性膜で完全に被覆した．

図11l｜図11m

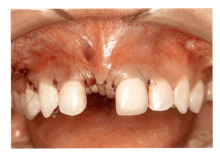 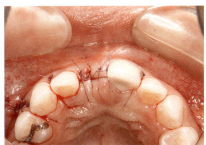

図11l, m　歯肉弁を元の位置に戻し，単純縫合により一次閉鎖を図った．

図11n｜図11o

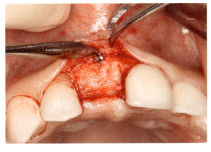 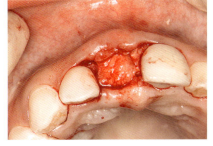

図11n　GBR後4か月経過時の二次手術において，必要十分な骨組織を確認した．
図11o　チタンスクリューピンを撤去し，結合組織移植術によるバイオタイプの改善を行った．

図解！　遅延型吸収性膜を用いた安全安心GBR　045

GBR

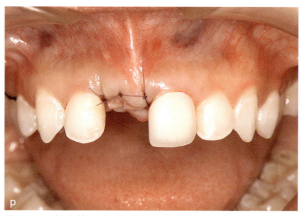
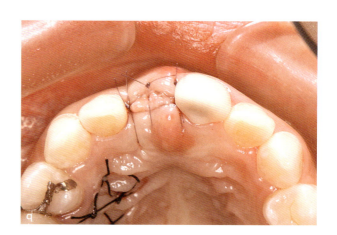

図11p, q　縫合終了時．軟組織の増大が得られた．

■治療終了時

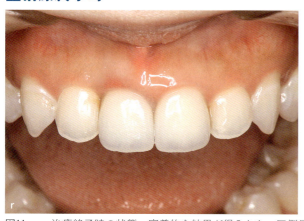
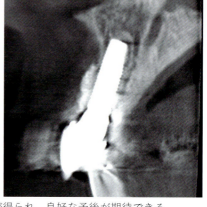

図11r, s　治療終了時の状態．審美的な結果が得られた．唇側骨も十分な厚みが得られ，良好な予後が期待できる．

切開により，歯肉弁の十分な伸展性を得た（図11f）．唇側の骨吸収は著明であったが，その他の3骨壁はほぼ健全な状態を保っていた（図11g）ため，インプラントの同時埋入を行った．唇側に2mmの骨幅を造成するために，インプラントの唇側にチタンスクリューピンを設置し，より確実なスペースメイキングを行った後，遅延型吸収性膜および骨移植材を用いたGBRを施術した（図11h〜m）．

術後4か月経過時の二次手術において，必要十分な骨組織を確認し（図11n），チタンスクリューピンの撤去と結合組織移植術によるバイオタイプの改善を行った（図11o〜q）．術後の臨床およびCBCT所見より，良好な予後が期待できる状態が確認できる（図11r, s）．

8　症例5：上顎前歯部②

患者は39歳，女性．上顎左側前歯の腫脹を主訴に来院した（図12a）．診査の結果，|2の根尖に大きな病変が認められた（図12b）．同歯は歯根端切除の既往があり，根尖孔外に多量の根管充填材が逸失しており，また，頰舌的に10mmを超える深い歯周ポケットも存在（図12c, d）したことから，保存不可能と判断し，抜歯した（図12e）．抜歯後2か月間，治癒を待ち，上皮化が得られた後に，インプラント埋入およびGBRを行った．軟組織は頰舌的および根尖方向に陥凹が見られるものの，角化歯肉も十分存在し，比較的良好な状態であった

第3章　インプラント周囲の骨の裂開，開窓への対応　〜吸収性膜を用いたGBR〜

症例5：上顎前歯部②

■初診時

図12a 図12b

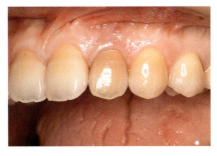
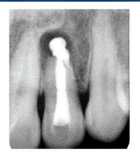

図12a, b　|2の根尖に大きな病変が認められた．歯根端切除の既往があり，根尖孔外に多量の根管充填材が逸失していた．

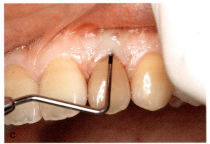
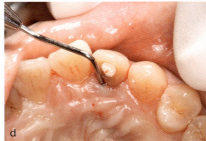
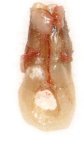

図12c〜e　頬舌的に10mmを超える深い歯周ポケットが存在した．同歯を保存不可能と判断し，抜歯した．

■術前

図12f 図12g

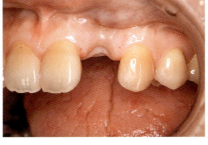
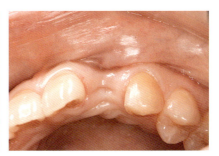

図12f, g　抜歯後2か月の状態．上皮化が得られている．軟組織は頬舌的および根尖方向に陥凹が見られるが，角化歯肉も十分存在し，比較的良好な状態であった．

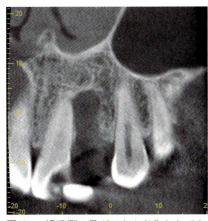
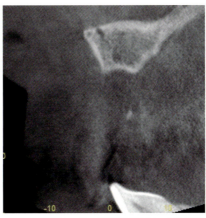
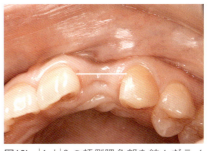

図12h　頬舌側の骨がほとんど失われており，難易度は高いが，隣接歯の骨レベルは近遠心とも高く，抜歯窩の根尖側には初期固定に必要な骨が存在していたため，インプラント埋入とGBRの同時手術が可能と判断した．

図12i　|1と|3の頬側隅角部を結んだライン（白線）に歯槽頂切開を加えた．

（図12f, g）．CBCT所見より，歯槽骨の吸収が著しく，頬舌的にほとんど骨壁が喪失した状態であったが，隣接歯の骨レベルは近遠心とも高く，抜歯窩の根尖側には初期固定に必要な骨が存在していた（図12h）ため，インプラント埋入とGBRの同時手術が可能と判断した．

GBR

■インプラント埋入，GBR

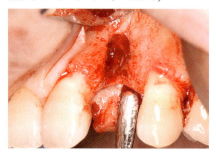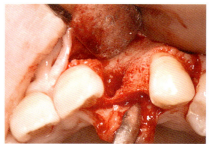

図12j｜図12k

図12j, k　縦切開は|4 の近心のみに入れ，術部近心側は|1 に歯肉溝切開を行った．十分な減張切開を加え，歯肉弁の伸展性を大きくした．

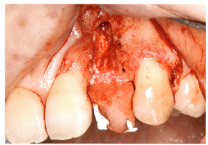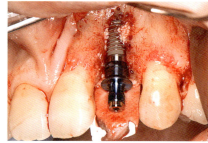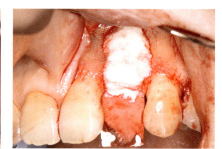

図12l｜図12m｜図12n
図12o

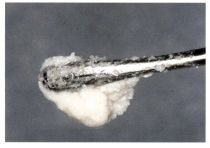

図12l～o　インプラントを適切な位置に埋入した．GBR は唇側だけでなく，口蓋側にも行っている(l～n)．骨移植材の賦形性を高め，操作性を向上させる目的で骨移植材と EMD を混和して使用した．骨再生についてはほとんど期待していないが，軟組織の治癒を促進し，歯肉の裂開を防止することの一助になると考えている(o)．

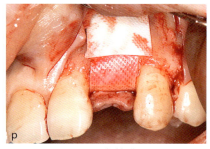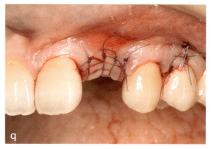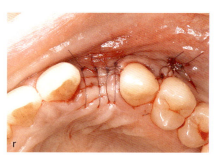

図12p～r　遅延型吸収性膜を設置し，歯肉弁を元の位置に戻して，単純縫合のみで完全な一次閉鎖を行った．通常の GBR では，角化歯肉を喪失することが多いが，筆者の方法では，角化歯肉を失うことはほとんどない．

|2 欠損部に対して，隣接歯(|1 と|3)の頬側隅角部を結んだライン(図12i)に歯槽頂切開を加えた後，縦切開は|4 の近心のみに入れ，術部近心側は|1 に歯肉溝切開を行った(図12j)．十分な減張切開を加え，歯肉弁の伸展性を大きくした後(図12k)，頬舌的にGBR を行いながら(図12l)，インプラントを適切な位置に埋入した(図12m, n)．このとき，骨移植材の賦形性を高め，操作性を向上させる目的で骨移植材と EMD を混和して使用した(図12o)．

EMD のその他の効能として，骨再生についてはほとんど期待していないが，軟組織の治癒を促進し，歯肉の裂開を防止することの一助になると考えている．遅延型吸収性膜を設置し(図12p)，歯肉弁を元の位置に戻して，単純縫合のみで完全な一次閉鎖を行った(図12q, r)．

通常の GBR では，縫合時に歯肉弁が歯冠側に大きく引き上げられることによって，角化歯肉を喪失することが多いが，筆者の方法では，縫合時に歯肉

第3章　インプラント周囲の骨の裂開，開窓への対応　～吸収性膜を用いたGBR～

■ 治療終了時

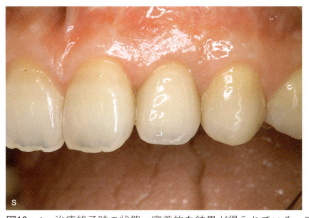

図12s, t　治療終了時の状態．審美的な結果が得られている．プラットフォーム周囲に歯肉の高さを維持するのに必要な約2mmの骨幅が獲得されている．口蓋側にも骨の再生が認められる．

■ 術後3年

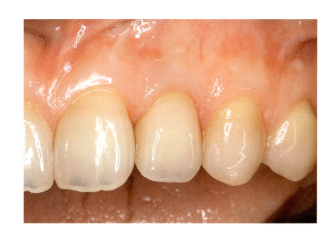

図12u　治療後3年の状態．インプラント周囲組織は健康で，安定した状態を維持している．

弁はほとんど元の場所に位置付けられるため，角化歯肉を失うことはほとんどない（詳細は後述する）．同時手術から4か月後に二次手術を行い，通法に従い，上部構造を製作した（図12s）．

術後のCBCT所見から，プラットフォーム周囲に歯肉の高さを維持するのに必要な約2mmの骨幅が獲得されているのがわかる（図12t）．術後3年経過時も安定した状態を維持している（図12u）．

9　症例6：上顎前歯部（インプラントブリッジ）

患者は72歳，女性．歯根破折や歯肉縁下う蝕のために，上顎はほとんどの歯の抜歯を余儀なくされ，インプラントを用いた固定式修復を希望して来院した．ここでは，上顎前歯部におけるインプラントブリッジに焦点を当てる．

上顎前歯部は重度の歯周疾患のために約20年前に抜歯されたとのことで，歯槽堤は頬舌的に陥凹し（図13a, b），CBCT所見では唇側の水平性骨吸収に加え，口蓋側に垂直性の骨吸収が認められた（図13c, d）．3|遠心と|4近心に縦切開を入れて，MGJを5mm越える程度に頬側歯肉弁を剥離した後，減張切開を加えて，テンションフリーの状態で両側犬歯を覆えるくらいに歯肉弁を歯冠側に移動できるようにした．骨の状態を精査したところ，歯槽骨の高さはあるものの，歯槽頂部の骨幅は薄く，口蓋側はスロープ状を呈していた（図13e, f）．歯槽頂部の歯肉の厚みが3mm弱とやや薄かったため，プロビジョナルレストレーションを参考にしながら，インプラントを

症例6：上顎前歯部（インプラントブリッジ）

■術前

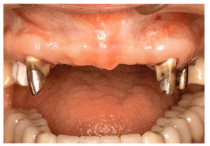
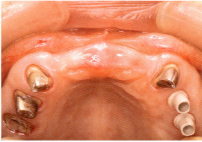

図13a, b

図13a, b 上顎前歯部は重度の歯周疾患のために約20年前に抜歯され，歯槽堤は頰舌的に陥凹していた．

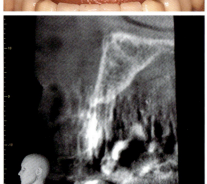
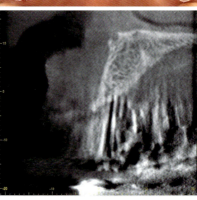

図13c, d

図13c, d ⏌2⏋，⏌2⏋相当部のCBCT所見．唇側の水平性骨吸収に加え，口蓋側に垂直性の骨吸収が認められた．

■インプラント埋入，GBR

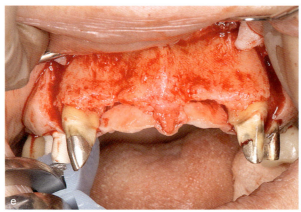
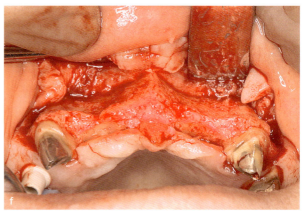

図13e, f 歯肉弁の剥離．十分な減張切開を加え，歯肉弁の伸展性を向上している．歯槽骨の高さはあるが，歯槽頂部の骨幅は薄く，口蓋側はスロープ状を呈していた．

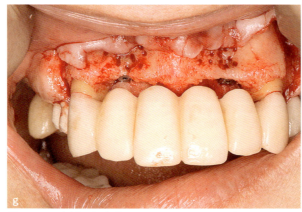
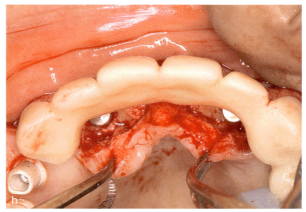

図13g, h 歯槽頂部歯肉の厚みが3mm弱しかなかったため，プロビジョナルレストレーションを参考にしながら，インプラントを1mm骨縁下埋入（CEJより3mm根尖側の位置に埋入）した．

第3章　インプラント周囲の骨の裂開，開窓への対応　〜吸収性膜を用いたGBR〜

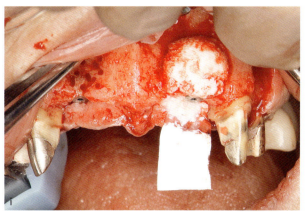
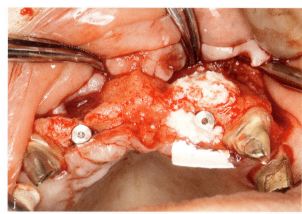
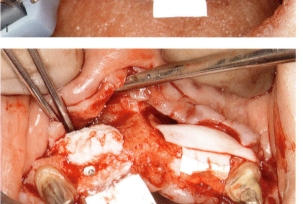
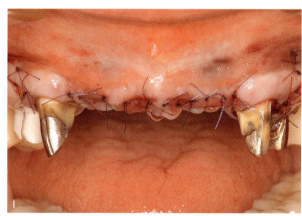

図13i〜l　遅延型吸収性膜と骨移植材を用いて，唇舌的にGBRを行った．

■ **術後**

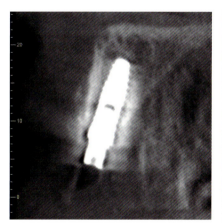
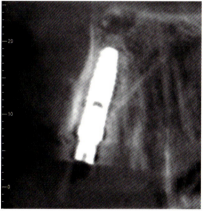

図13m, n　GBR 4か月後の状態．唇側，口蓋側ともに骨の再生が認められる．

　1mm骨縁下埋入（CEJより3mm根尖側の位置に埋入）し（図13g, h），遅延型吸収性膜と骨移植材を用いて，唇舌的にGBRを行った（図13i〜l）．
　術後4か月でCBCTにより十分な骨増大を確認した後（図13m, n），二次手術を行い，結合組織移植術によりバイオタイプの改善を図った（図13o〜s）．前歯部であるが，上部構造がブリッジになるため，歯間ブラシで清掃できるように埋入深度と結合組織の厚み（1mm程度にする）に注意し，running roomが3〜4mm程度になるようにコントロールした（図13t）．上部構造装着時，清掃性と審美性，機能性の共存する治療結果が得られた（図13u, v）．

GBR

■二次手術時

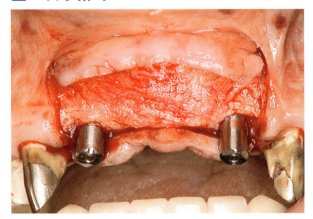

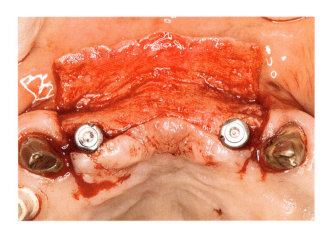

図13o｜図13p
図13q

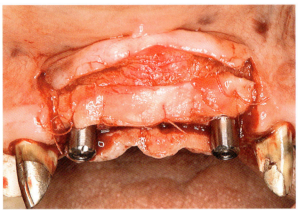

図13o〜q 二次手術時．十分な骨増大を確認した後，厚みが約1mmの結合組織を移植し，バイオタイプの改善を図った．

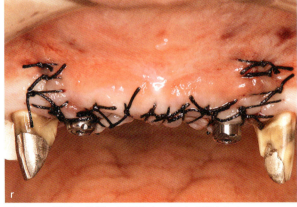

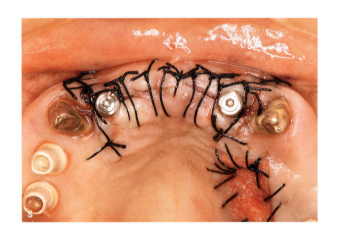

図13r, s 術後の状態．唇側歯肉の厚みが増大した．

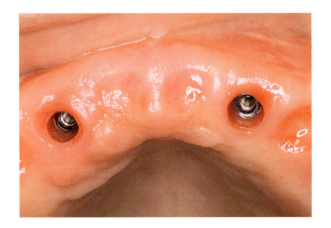

図13t 前歯部であるが，上部構造がブリッジになるため，歯間ブラシで清掃できるようにrunning roomが3〜4mm程度になるようにコントロールした．

第3章　インプラント周囲の骨の裂開，開窓への対応　〜吸収性膜を用いたGBR〜

■治療終了時

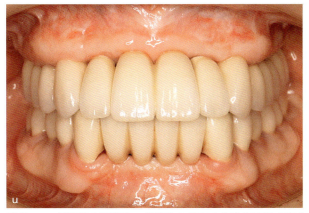
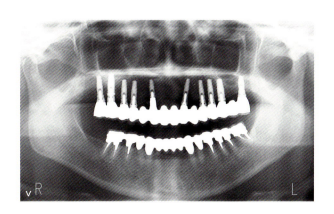

図13u, v　清掃性と審美性，機能性の共存する治療結果が得られた．

10　GBRのStep by Step

次に，インプラント周囲の骨の裂開，開窓に対する遅延型吸収性膜を使用したGBRのStep by Stepを臨床写真とイラストを用いて詳説する．

1）初診時概要

患者は56歳，女性．非喫煙者．下顎右側臼歯部の咬合痛を主訴に来院した．5̄は歯根破折のため，2か月前に抜歯した（図14a, b）．

2）切開

#15メスを用いて歯槽頂切開を行う．メスを歯槽頂歯肉に対して垂直に当て，骨に到達するまで確実に歯肉を切開する．切開は角化歯肉の範囲内で行い，可及的に頬舌側歯肉弁へそれぞれ適量（3mm以上の幅）の角化歯肉が分離するように切開線を設定する（図14c-1）．歯槽頂切開は遠心歯（7̄）の歯肉溝切開に移行し，必要に応じて遠心部にも縦切開を入れる．

欠損部の近心歯遠心部は#12メスを用いてしっかり歯肉を切離し（図14c-2），切開できていない歯肉を無理に剥離することにより，歯肉弁を損傷しないよう注意する．この部分の確実な切開は#15メスでは難しいため（図14c-3），#12メスを用いる．近心縦切開は隅角部に設定し，MGJを最低3〜5mm越えるよう加えるが，オトガイ神経を損傷しないように注意することが必要である．

縦切開の位置は術部から1歯以上離し，縦切開部の歯肉裂開，治癒不全などによる膜露出の危険性を低くする．このとき，歯肉弁に歯間乳頭部を含めたほうが縫合しやすいため，このような症例の場合，通常は縦切開を犬歯遠心に入れることが望ましいが，本症例では，以前に犬歯に対して根面被覆を行っているので，切開による術後の歯肉退縮を防ぐために第一小臼歯近心に設定している（図14d-2）．また，歯肉弁断端への血液供給や減張切開の効果を考慮すると，歯肉弁は可及的に大きく設計するほうが有利である．

3）剥離

骨膜剥離子を用いて，ていねいに全層弁を剥離，翻転し，完全に骨面を露出させる（図14e-1）．縦切開の歯間乳頭部や近心歯遠心部など，端から歯肉弁を起こし，こじる要領で剥離を進める．歯肉弁をむやみに損傷しないよう心がけ，十分に切開できていない部分はしっかり切り直すことが重要である．このとき，剥離した歯肉弁の厚みを測定しておき，インプラントの埋入深度の参考とする．

骨面に付着している軟組織はバックアクションチゼルやキュレットまたはロータリーエンジン（カーバイドバー）などを用いて，徹底的に除去する（図14e-2）．本症例のように2か月前に抜歯を行い，抜歯窩がまだ残存している場合は，再度，抜歯窩の掻

GBR

GBRのStep by Step

■術前

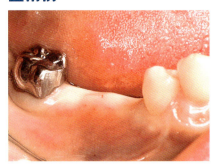
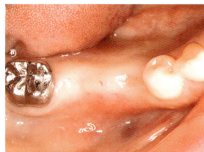

図14a 図14b

図14a, b ⑤|は歯根破折のため，2か月前に抜歯した．

■切開

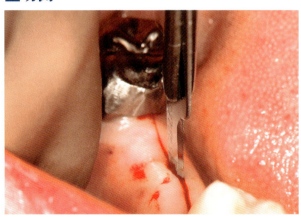

図14c-1
図14c-2 図14c-3

図14c-1　#15メスを用いて歯槽頂切開を行う．メスを歯槽頂歯肉に対して垂直に当て，骨に到達するまで確実に歯肉を切開する．切開は角化歯肉の範囲内で行い，可及的に頬舌側歯肉弁にそれぞれ適量（3mm以上の幅）の角化歯肉が分離するように切開線を設定する．歯槽頂切開は遠心歯（7|）の歯肉溝切開に移行し，必要に応じて遠心部にも縦切開を入れる．
図14c-2　欠損部の近心歯遠心部は#12メスを用いてしっかり歯肉を切離する．
図14c-3　#15メスでは歯肉に届かないため，近心歯遠心部を確実に切離できない．

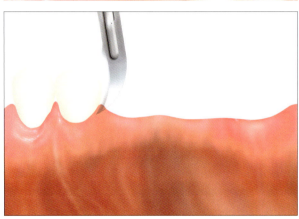
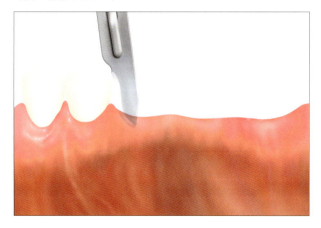

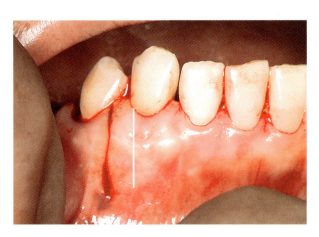

図14d　近心縦切開は隅角部に設定し，オトガイ神経に注意しながら，MGJを最低3〜5mm越える．縦切開の位置は術部から1歯以上離す．歯肉弁に歯間乳頭部を含めたほうが縫合しやすいため，通常は白線（犬歯遠心）の位置に入れることが望ましいが，本症例では以前に犬歯に対して根面被覆を行っているので，第一小臼歯近心に縦切開を加えた．

■剥離

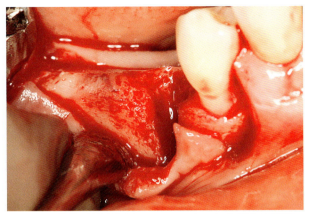

図14e-1 骨膜剥離子を用いて、ていねいに全層弁を剥離、翻転し、完全に骨面を露出させる。剥離はMGJを最低3〜5mm越える範囲まで行い、オトガイ孔が含まれる場合は、明示したうえでオトガイ神経の損傷を避ける。

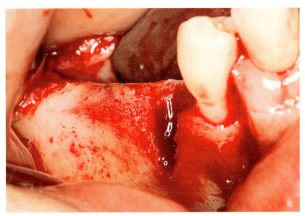

図14e-2 骨面に付着している軟組織はバックアクションチゼルやキュレットまたはロータリーエンジン（カーバイドバー）などを用いて、徹底的に除去する。

爬を徹底的に行い、新鮮な骨面を露出させる。剥離は通常、MGJを最低3〜5mm越える範囲まで行い、治療範囲にオトガイ孔が含まれる場合は、これをしっかりと明示したうえでオトガイ神経の損傷を避けるように十分注意する（全層弁でていねいに剥離する限り、神経損傷のリスクは極めて低い）。

4）減張切開

頬側歯肉弁の内面に対し、減張切開を行い、テンションフリーの状態で歯肉弁の歯冠側移動を可能にしておく（図14f-1, 2）。減張切開の方法は歯肉弁断端をピンセットで把持し、近心-歯冠側方向に引っ張って歯肉弁にテンションをかけた状態で新しい#15メスを用いて行う。減張切開はMGJのすぐ根尖側に入れ、約500μm以下の浅い切開（メスの刃部の半分程度の深さ）とすることで、歯肉弁の結合組織内の太い細動静脈を切断することなく、骨表面上の非常に細い毛細血管のみを切断して、骨膜を切離することができる。こうすることで、減張切開による出血を最小限に抑えることができ、歯肉弁断端への血液供給を阻害することも軽減できると考えられる[41, 42]（図14g-1, 2、図14h-1〜5）。

また、下顎臼歯部で注意すべきオトガイ神経に対しては、MGJのすぐ根尖側に切開を入れるため、通常は十分距離をとることができ、安全に減張できるが、オトガイ孔が近接している場合、オトガイ孔から5mm以上離すよう注意することが重要である。

オトガイ孔から5mm離せない場合、骨膜剥離子などの鈍的な器具を用いて歯槽粘膜内の線維を伸ばすように減張すると効果的である。

頬側歯肉弁の減張切開のみで不十分な場合、舌側歯肉弁に対しても同様に減張切開を行い、歯肉弁の伸展性を大きくすることもあるが、舌側は歯肉が薄いことが多いので、パーフォレーションしないよう配慮する必要がある。とくに顎舌骨筋線より根尖部では重要な神経、血管が走行しているため、この部位には決して切開を加えないよう注意している（上顎の場合、口蓋側歯肉弁に減張切開を加えられないため、頬側歯肉弁を大きく形成することで十分な伸展性の確保を目指す）。

減張切開は必ず歯肉弁の端から端まで加え、1本の切開線になるように配慮している。歯肉弁をテンションがかからない状態で歯冠側に引き上げ、歯肉弁の伸展性を確認するが、目安としては隣接歯の歯冠が覆えるぐらい伸展性が得られれば十分と考えている。増大量や増大方向に対して十分な伸展性が得られているかについて、骨移植材や膜の設置などを行う前に確認しておくことが重要である。

さらに、骨隆起や骨鋭縁などを削除する、厚い歯肉弁を適度な厚みにトリミングすることも歯肉弁の一次閉鎖に効果的である。減張切開を加えるタイミングは、通常、歯肉弁を剥離した後、ただちに行う。

GBR

■減張切開

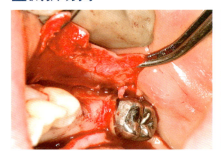
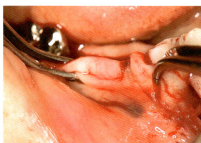

図14f-1 | 図14f-2

図14f-1, 2　頬側歯肉弁の内面に対し，減張切開を行い，テンションフリーの状態で歯肉弁の歯冠側移動を可能にしておく．

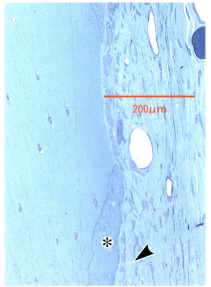
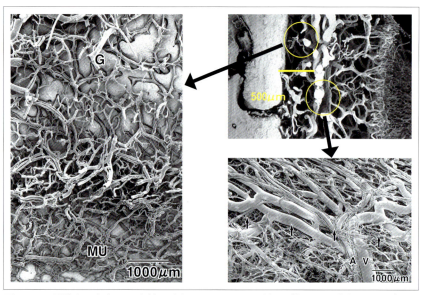

図14g-1　骨膜の幅は約200μmであるため，減張切開は歯肉弁内面から200μmの深さでメスを入れて，骨膜を切離すると達成できる．

図14g-2　骨膜内に存在する血管は直径7〜30μmの毛細血管で，骨膜内であれば，切開を加えても出血はわずかである．しかし，歯肉弁内面から500μm程深く入った領域，すなわち骨膜上に存在する疎性結合組織中には直径200μm〜1mm程度の小動静脈があり，これを切断すると出血が長く続き，皮下血腫形成や腫脹の原因となる．減張切開を行う際は，歯肉弁内面から500μm以下の深さで切開を加えることが低侵襲で歯肉弁断端への血液供給を阻害しにくい方法となる（**図14g**は信藤孝博先生のご厚意による）．

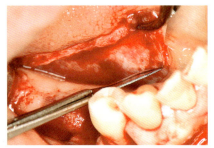
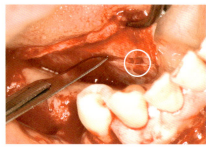
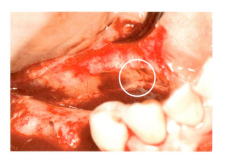
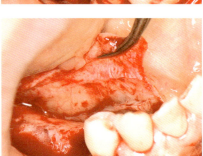
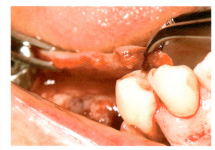

図14h-1 | 図14h-2 | 図14h-3
図14h-4 | 図14h-5

図14h-1〜5　減張切開は歯肉弁断端をピンセットで把持し，近心-歯冠側方向に引っ張って歯肉弁にテンションをかけた状態で新しい#15メスを用いて行う．減張切開はMGJのすぐ根尖側に入れ，約500μm以下の浅い切開（メスの刃部の半分程度の深さ）とする．減張切開は必ず歯肉弁の端から端まで加え，1本の切開線になるようにする．一度加えた切開では少ししか減張できない場合，切離できていない線維（白丸部）を選択的に切断していくと徐々に減張量を大きくできる．

第3章　インプラント周囲の骨の裂開，開窓への対応　〜吸収性膜を用いたGBR〜

■皮質骨穿孔〜骨移植材填入，吸収性膜の設置

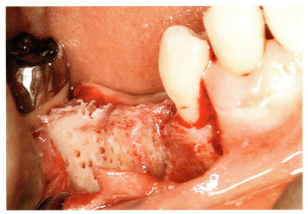
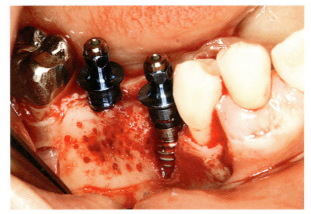

図14i, j　小さいカーバイドラウンドバーを用いて皮質骨を穿孔し（デコルティケーション），海綿骨からの出血を促したのち，インプラントを埋入する．

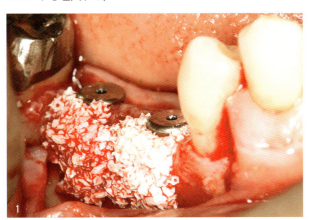
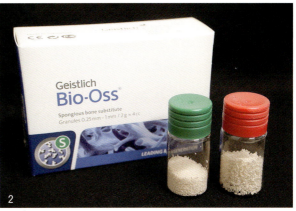

図14k-1, 2　露出したインプラント表面を覆うように骨移植材を填入する．治癒経過にともなう骨吸収を考慮して，ややオーバーコレクションしておく．骨移植材は Bio-Oss®（Geistlich）を使用．高い骨伝導能を有する．

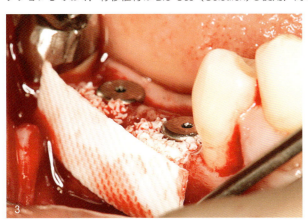
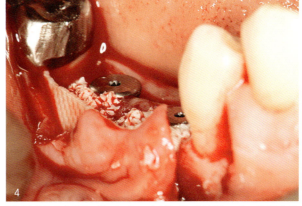

図14k-3, 4　遅延型吸収性膜を設置し，骨移植材を完全に被覆する．膜の固定のためにボーンタックピンなどは用いず，歯肉弁で押さえることで膜の静置を図る．

減張切開を骨移植材填入や膜設置の後に行うと，予想外に歯肉弁の伸展性が不十分だった場合，テンションフリーでの歯肉弁の閉鎖が困難になったり，減張切開による出血で操作性が低下したりするため，剥離後すぐに行うほうが望ましい．

5）皮質骨穿孔〜骨移植材填入，吸収性膜の設置

小さいカーバイドラウンドバーを用いて皮質骨を穿孔し（デコルティケーション），海綿骨からの出血を促して骨移植材への血液供給を確保する（図14i）．

通法に従ってインプラントを埋入し（図14j），骨幅

■縫合

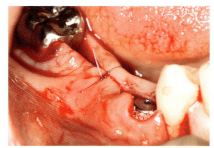

図14I-1 吸収性モノフィラメント縫合糸(5-0［ETHICON］MONOCRYL®)を用いた単純縫合を行う．まず，膜の中央部付近の歯肉弁を弱い張力で仮縫いし，頬舌側歯肉弁を軽く寄せる．

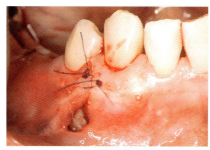

図14I-2 近心縦切開部の角化歯肉部を縫合し，歯肉弁を歯冠側に移動させることなく元の位置に確実に固定する．

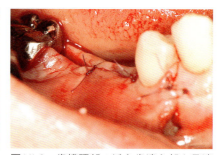

図14I-3 歯槽頂部の近心歯遠心部と最遠心部を位置がずれないように正確に縫合する．

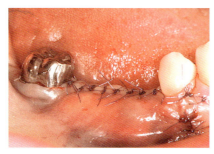
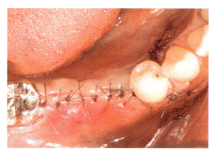

図14I-4｜図14I-5

図14I-4, 5 歯槽頂部を約 3 mm 間隔で縫合していく．近心縦切開部歯槽粘膜部を縫合し，最後に仮縫いを縫い直して終了となる．縫合はすべて単純縫合で行い，頬舌側歯肉弁の切開面どうしを元の位置関係に戻す．

の不足により露出したインプラント表面を覆うように生理食塩水，血液または EMD などと混和した骨移植材を填入する(図14k-1)．インプラント周囲に必要な骨量を確保するため，治癒経過にともなう骨吸収を考慮し，ややオーバーコレクションしておく．

骨移植材は高い骨伝導能を有する Bio-Oss®(Geistlich)を用いている(図14k-2)．通常は Bio-Oss® の単独使用が多いが，インプラント形成窩から採取した自家骨を混和することもある．骨増大部を十分覆える程度の大きさにトリミングした遅延型吸収性膜を設置し，骨移植材を完全に被覆する(図14k-2)．

このとき，膜の固定のためにボーンタックピンなどは用いず，歯肉弁で押さえることで膜の静置を図る(図14k-3)．縫合前に頬舌側の歯肉弁を歯冠側に引き上げ，テンションフリーの状態で歯肉弁が閉鎖する(頬舌側の歯肉弁が 3 mm 以上重なり合う程度)ことを確認し，不十分な場合は追加の減張切開を行う(この減張切開はできるだけ避けたい)．

6）縫合

縫合はナイロン系などの非吸収性縫合糸を用いたマットレス縫合が推奨されることが多いが，筆者は吸収性モノフィラメント縫合糸(5-0［ETHICON］MONOCRYL®)を用いた単純縫合を行っている．MONOCRYL® の利点は，
①縫合針の穿通性がよい
②吸収性である
③プラークなどにより汚染されにくい

などが挙げられ，GBR などの繊細な手術に適していると思われる．また，MONOCRYL® は強く縫合することができないため(強い張力をかけると切れてしまう)，不十分な減張切開の状態で結紮して，無理に歯肉弁を閉鎖することができないことが術後の歯肉裂開・膜露出を防ぐことにつながると考える．結紮できない縫合糸を用いて，弱い張力で縫合しても完全閉鎖できるだけの十分な減張切開を施しておくことがもっとも重要であると考える．

縫合の手順については，以下に詳述する．
①歯肉弁で軽く押さえている状態の吸収性膜を安定させるため，膜の中央部付近の歯肉弁を弱いテンションで仮縫いし，頬舌側歯肉弁を軽く寄せる(図14I-1)．この仮縫いはすべての縫合が終了した

第3章 インプラント周囲の骨の裂開，開窓への対応 〜吸収性膜を用いたGBR〜

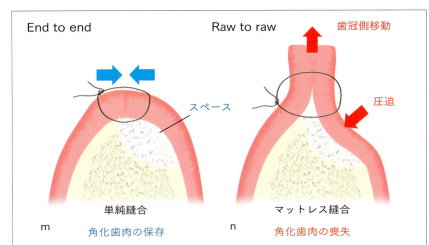

図14m, n 単純縫合のほうがマットレス縫合よりも角化歯肉の温存，骨増大部の形態維持などで有利な場合が多い．

図14o-1 マットレス縫合を用いて，歯肉弁全体を歯冠側移動すると隣接歯の角化歯肉が大きく喪失する．

図14o-2 歯冠側移動できる隣接歯部の歯肉弁をあえて元の位置に固定することで，隣接歯の角化歯肉を保存できるだけでなく，減張の効果を欠損部へ斜方向に利用することができ，歯肉弁のテンションフリーがより容易にできると考えられる．

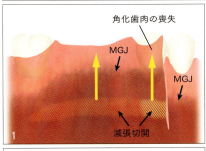 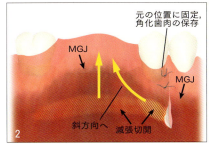

| 図14p-1 | 図14p-2 |

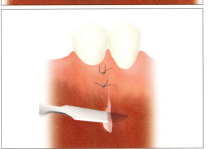 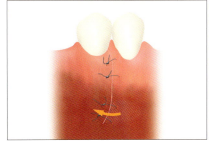

図14p-1, 2 歯肉弁の斜方移動により生じやすい縦切開部粘膜部の開放創に対しては，歯肉弁を形成していない近心側根尖部の歯槽粘膜部をメスまたは骨膜剥離子で剥離し，テンションを減張することで容易に解決できる．

後に切断し，再度適切なテンションで縫合し直すことが多い．この仮縫いのテンションが強いと歯肉弁が歯冠側へ過剰に引き上げられ，角化歯肉の喪失につながるため，テンションを弱めにコントロールすることが大切である
②近心縦切開部の角化歯肉部を縫合し，歯肉弁を歯冠側に移動させることなく元の位置に確実に固定する（図14l-2）
③歯肉裂開・膜露出を生じやすい歯槽頂部の近心歯遠心部と最遠心部を位置がずれないように正確に縫合（図14l-3）
④その間の歯槽頂部を約3mm間隔で縫合する
⑤近心縦切開部歯槽粘膜部を縫合し，最後に仮縫い部を縫合し直す（図14l-4, 5）
①〜⑤を行う際，縫合はすべて単純縫合で行い，

すべて同じ張力で縫合して，頬舌側歯肉弁の切開面どうしを元の位置関係に戻す（End to end）ことを心がけている（図14m）．マットレス縫合を行い"Raw to raw"の状態で歯肉弁の内面どうしを合わせると，歯肉弁が必要以上に歯冠側に伸展され，術部および隣接歯の角化歯肉の喪失，口腔前庭の狭小などを招く可能性が高くなり，後日FGGなどの付加処置が必要になることが多い．さらに，歯肉弁内面で骨移植部を側方から圧迫する場合があり，十分な骨増大が得られないことがある（図14n）．これに対し，単純縫合で元の状態に歯肉弁を戻すと，角化歯肉の温存が図れ，骨移植部を圧迫する危険性も減少できると思われる（図14m）．

また，縫合の始めに近心縦切開部の角化歯肉を縫合することも，マットレス縫合を用いた通法では喪

GBR

■GBR後1日

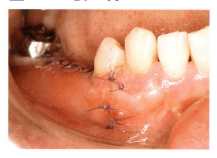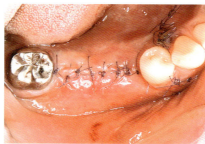

図14q-1 | 図14q-2

図14q-1, 2　GBR後1日の状態．腫脹がみられるが，疼痛や出血，歯肉の壊死，縫合の緩みなどの問題はなかった．

■GBR後4か月

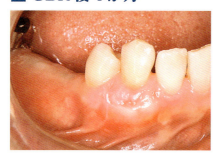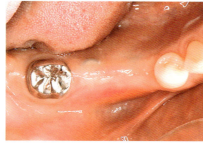

図14r-1 | 図14r-2

図14r-1, 2　GBR後4か月の状態．歯槽頂部および頬側に角化粘膜が保存されている．

■二次手術時

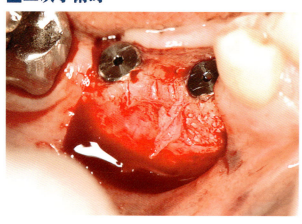

図14s　二次手術時．骨の再生が認められる．

失することの多い隣接歯の角化歯肉の保存に寄与するテクニックであると考えている．縦切開部角化歯肉を先に固定すると，欠損部の歯肉弁が歯冠側にテンションフリーの状態で移動しにくくなると感じるかもしれないが，隣接歯の根尖部粘膜を減張切開し，容易に歯冠側移動できる隣接歯部の歯肉弁をあえて元の位置に固定することで，減張の効果を残存させることができる．よって，隣接歯部の減張切開で得られた歯肉弁の伸展性を欠損部へ斜方向に利用することができ，隣接歯の歯肉弁を歯冠側移動する場合に比べ，歯肉弁のテンションフリーがより容易にできると考えられる（図14o-1, 2）．

このとき，縦切開の歯槽粘膜部の閉鎖が困難になることがあるが，歯肉弁を形成していない近心側根尖部の歯槽粘膜部をメスまたは骨膜剥離子で剥離し，テンションを減張することで容易に解決できる（図14p-1, 2）．

7）術後管理〜二次手術〜上部構造製作

本症例では，術後1日では腫脹がみられるものの，疼痛や出血，歯肉の壊死，縫合の緩みなどの問題はなく，その後も順調に治癒した（図14q-1, 2）．術後管理は通常，手術翌日と術後1週の来院時に，術部の確認（疼痛，膨張，出血の有無，歯肉の状態，縫合の

第3章　インプラント周囲の骨の裂開，開窓への対応 〜吸収性膜を用いたGBR〜

■治療終了時

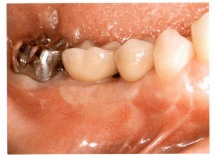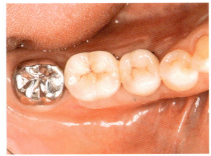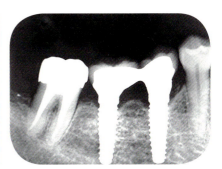

図14t-1〜3　補綴治療終了時．

■術後12年

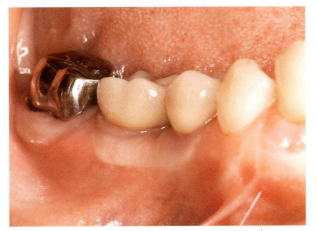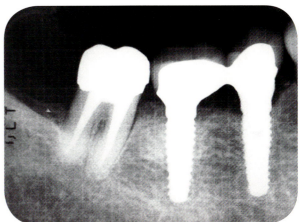

図14u-1｜図14u-2
　　　　｜図14u-3

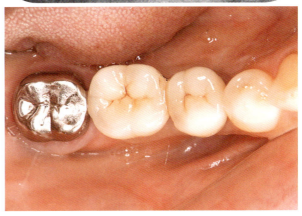

図14u-1〜3　術後12年経過時の状態．良好な状態が維持できている．

ゆるみ，顔面皮膚の内出血など）を行った後に同部をクロルヘキシジンでていねいに洗浄する．このとき，緩みのみられる糸は抜糸するが，基本的には次の来院時の術後2週時にすべての縫合糸を抜糸する．

その後は，1週間ごとに2〜3回，治癒の確認と洗浄を行い，上皮化が完了したら，1回／月のペースで経過を観察する．術後の不快症状については，個人差はあるものの，感染などの問題がなければ，通常，腫張や疼痛は2〜3日から1週間で軽減消失し，内出血は1〜2週間で改善する．

本症例のように，骨の裂開，開窓の症例では，骨増大量がそれほど大きくないので，通常4か月間の治癒期間を置いた後に，インプラント二次手術に移行する．

GBR術前と二次手術前を比較して，歯槽頂部および4̅頬側の角化歯肉が保存されているのが確認できる（図14r-1, 2）．保存した角化歯肉を利用して，部分層弁によるFGG（頬側）とAPF（舌側）を行った際に，骨増大を評価したところ，骨移植材の顆粒が残っているものの，硬い骨様組織が確認でき，臨床的に骨

の再生が認められた(図14s).

非吸収性膜の場合,膜の除去のために全層弁を形成する必要が生じるが,吸収性膜では膜除去が不要であるため,部分層弁の形成やパンチアウトなど症例に応じた対応が可能になることも大きな利点になると思われる.二次手術後,約2か月の治癒期間を置き,通法どおりに補綴治療を行った(図14t-1～3).

現在,術後から12年が経過しているが,良好な状態が維持できている(図14u-1～3).

インプラント治療を必要とする部位は多かれ少なかれ骨吸収を生じていることが多く,インプラントを埋入する際には,骨の裂開や開窓に対するGBRを付加処置として施術する必要性は高い.本章で示したように,遅延型吸収性膜を用いたGBRは予知性の高い術式で,前述した基本に忠実に従うことに

より,安全安心に手術を行うことができる.

また,骨の裂開,開窓に対するGBRのように,3mm程度の小規模の骨増大の場合では,バリア期間の短い吸収性コラーゲン膜(第1章参照)でも有効であり,筆者も抜歯窩周囲のGBRのような内側性の骨増大には,生体親和性のより高い吸収性膜を用いることも多い.膜の特性を理解して,骨形態や増大量に応じて,膜を選択することにより,患者の負担軽減に積極的に寄与することができる.

しかし,頬舌的に骨幅の狭い歯槽骨や傾斜した骨,残存抜歯窩,根分岐部の歯槽中隔部など,不規則な骨形態をもつ歯槽堤にインプラントを埋入することが必要になるため,補綴主導型治療の観点から,埋入位置,角度,深度などに十分配慮して,正確なインプラント埋入を心がけることが大切である.

図解！　遅延型吸収性膜を用いた安全安心GBR

第 4 章

広範囲の歯槽堤増大術
～遅延型吸収性膜を用いた水平的・垂直的GBR～

064　**1** 広範囲の水平的・垂直的GBR
064　**2** 症例1：下顎臼歯部における重度の歯槽堤吸収に対して水平的・垂直的GBRを行った症例
067　**3** 症例2：上顎臼歯部における重度の歯槽堤吸収に対して水平的・垂直的GBRを行った症例
072　**4** 症例3：上顎前歯部連続欠損に対して水平的・垂直的GBRを行った症例
078　**5** 症例4：上顎前歯部多数歯欠損に対して水平的GBRを行った症例
080　**6** 症例5：重度に顎堤が吸収した無歯顎に対して水平的GBRを行った症例
084　**7** 安全安心，確実なGBR

症例1：下顎臼歯部に対する水平的・垂直的GBR

■術前

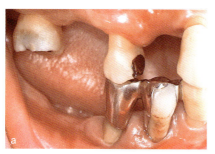
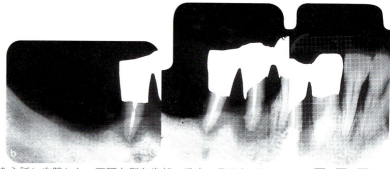

図1a, b　患者は歯の欠損と動揺による咀嚼障害を主訴に来院した．下顎右側臼歯部に重度の骨吸収が認められ，|3，|4，|5は抜歯と診断された．

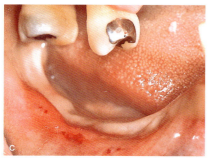
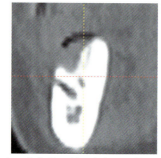
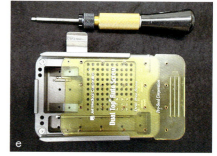

図1c, d　抜歯後4か月で軟組織の治癒が完了した．抜歯後の骨の喪失量は著しく，頰側の歯槽骨はオトガイ孔付近まで吸収していたが，|2遠心部の骨レベルは維持されていたので，垂直的に6mm，水平的に5mmの骨増大を計画した．

図1e　筆者が使用しているチタンスクリューピン（LeForteシステム Jeil オートスクリュー，（株）プロシード）．

1　広範囲の水平的・垂直的GBR

重度の歯周疾患や歯根破折，外傷などにより歯槽骨が大きく喪失した場合，インプラント埋入に先んじて広範囲の歯槽堤増大が必要になることが多い．

現在，広範囲の歯槽堤増大を目的とした水平的・垂直的GBRには，非吸収性膜や吸収性膜とチタンメッシュの併用法[43]などが多く用いられているが，術式の難易度が高い，術後の併発症の危険性が低くないなど，必ずしも予知性，安全性が高い処置とはいえない．また，第2章で述べたように，非吸収性膜やチタンメッシュなどを利用して，過剰な骨幅をもつ非生理的な骨形態を獲得することは不要であるだけでなく，清掃性を低下させる一因になる．

筆者は広範囲の水平的・垂直的GBRにおいても，遅延型吸収性膜とスペースメイキングとしてチタンスクリューピンを用いた併用法を実践し，必要十分な骨幅をもつ生理的な骨形態の獲得を目指している．

本章では，重度の歯槽骨吸収症例に対して，遅延型吸収性膜とチタンスクリューピンを利用して行った水平的・垂直的GBRについて症例を提示しながら解説し，その有効性と予知性を探る．

2　症例1：下顎臼歯部における重度の歯槽堤吸収に対して水平的・垂直的GBRを行った症例

患者は48歳，女性．歯の欠損および動揺による咀嚼障害を主訴に来院した．

口腔内およびデンタルエックス線診査の結果，右側臼歯部に重度の歯周疾患による著明な骨吸収が認められ，|3，|4，|5は抜歯と診断された（図1a, b）．患者は全身的に健康で喫煙もなく，治療に対して非常に協力的であった．抜歯後4か月で，軟組織の治

第4章　広範囲の歯槽堤増大術　～遅延型吸収性膜を用いた水平的・垂直的GBR～

■ GBR

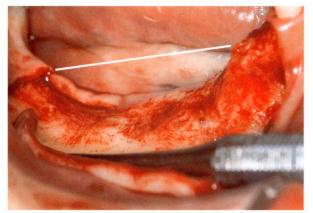

図1f　全層弁により歯肉弁を形成してオトガイ孔を明示し，減張切開によりフラップの伸展性を獲得した．白線を骨増大の目標ラインとした．

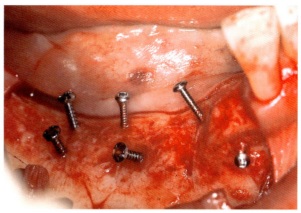

図1g　三次元的に骨増大が行えるように，穿孔した小孔にチタンスクリューピンを垂直的に3本，水平的に3本植立した．

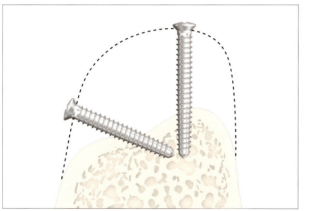

図1h-1　チタンスクリューピンの方向は水平的方向と垂直的方向を組み合わせて三次元形態を回復する．また，チタンスクリューピンの固定のためには骨内に2mm以上の深さで埋入する．

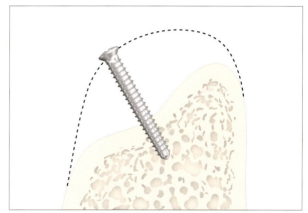

図1h-2　舌側壁がある程度残存している症例では，斜め方向のみでもスペースの確保が可能である．

癒が完了したため（図1c），デンタルエックス線およびCBCT撮影を行い，骨形態や下歯槽管，オトガイ孔などの解剖学的制約について精査した．抜歯後の骨の喪失量は著しく，頰側の歯槽骨はオトガイ孔付近まで吸収していたが（図1d），|2|遠心部の骨レベルは維持されており，適切に施術することにより骨増大は十分見込めると判断した．しかし，骨吸収の程度からインプラントの同時埋入は断念し，GBRのみを行うこととした．

　垂直方向に約6mm，水平方向に約5mmの骨増大を計画し，スペースの確保のために，6～8mmの長さのチタンスクリューピン（LeForteシステム Jeilオートスクリュー，（株）プロシード：図1e）を用意した．全層弁により歯肉弁を形成してオトガイ孔を明示し，減張切開により歯肉弁の伸展性を獲得した（図1f）．

　本症例を施術した当時（2003年），隣接歯の角化歯肉の温存のために縦切開の位置を直近に加えることがあったが，歯肉の裂開，感染を防ぐために本来ならば術部から1歯以上離すことが原則であり，現在はそのようにしている．縦切開を術部から1歯以上離して隣在歯を術野に含めても，**第3章**で紹介した方法を用いることにより角化歯肉の温存ができる．

　デコルティケーションのために穿孔した小孔に専用ドライバーを用いてチタンスクリューピンを垂直的に3本，水平的に3本植立し，三次元的に骨増大が行えるように配置した（図1g）．チタンスクリューピンの植立は水平的方向と垂直的方向を組み合わせることが多いが，症例によっては斜め方向に植立することで，三次元的なスペースを効果的に確保することもできる（本症例の遠心部の水平方向のチタンス

GBR

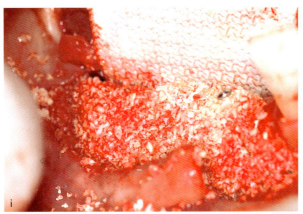 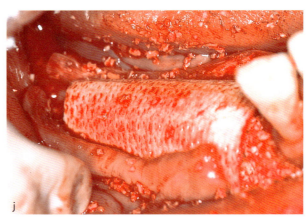

図1i, j 遅延型吸収性膜を舌側に設置して壁を作り，骨移植材を填入した．その後，膜を頬側に曲げて，骨移植材を完全にカバーした．膜はピンなどで固定せず，頬舌側の歯肉弁で軽く押さえながら安定させた．

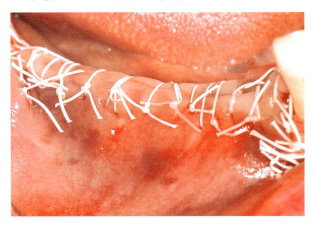

図1k テンションフリーの状態で縫合を行い，一次閉鎖を図った．この当時は非吸収性縫合糸（Gore-Tex®，CV-5）を用いて，マットレス縫合を用いていた．

■ GBR後8か月

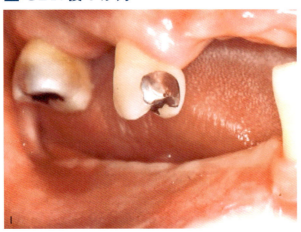 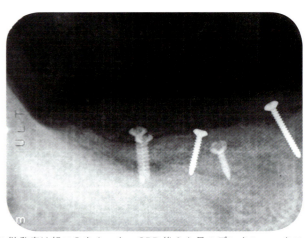

図1l, m 術後の治癒は順調に経過し，歯肉の裂開，膜の露出などの併発症は起こらなかった．GBR後8か月のデンタルエックス線写真では，骨再生像が確認できた．

クリューピンは厳密には斜め方向に植立されている）．

　また，チタンスクリューピンを確実に固定するためには，骨内に2mm以上の深さで埋入する必要があるため，骨増大量と固定部の長さを考慮してチタンスクリューピンの長さを決定する（図1h-1，2）．

　遅延型吸収性膜を舌側に設置して壁を作り，骨移植材を填入した（図1i）．このとき舌側歯肉弁の基底部で膜をしっかり挟んで動かないように注意する．骨移植材填入後，膜を頬側に曲げて，骨移植材を完全にカバーした（図1j）．膜はピンなどで固定せず，頬舌側の歯肉弁で軽く押さえながら安定させた．歯肉弁の伸展性を再確認した後，テンションフリー

第4章　広範囲の歯槽堤増大術　〜遅延型吸収性膜を用いた水平的・垂直的GBR〜

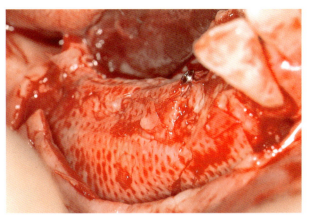

図1n　歯肉弁を剥離すると，遅延型吸収性膜の残存がみられた．

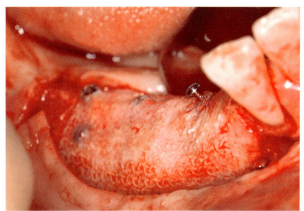

図1o　膜を除去し，骨の増大を評価すると，三次元的に著明な骨様組織の再生を認め，質，量，形態においてインプラント治療が可能な歯槽堤が得られた．近心部と中央部の水平方向に植立したチタンスクリューピン2本が骨内に完全に埋まっている．スクリューヘッド上の硬組織をていねいに除去し，植立時に用いた専用ドライバーで逆回しすると容易に除去できる．

の状態で縫合を行い，一次閉鎖を図った(図1k)．

術後の治癒は順調に経過し，歯肉の裂開，膜の露出などの併発症は起こらなかった(図1l)．GBRから8か月後にデンタルエックス線写真で骨増大を確認した後に(図1m)，全層弁により歯肉弁を剥離すると，遅延型吸収性膜の残存がみられた(図1n)．膜を除去し，骨の増大を評価すると，三次元的に著明な骨様組織の再生を認め，質，量，形態においてインプラント治療が可能な歯槽堤が得られた(図1o)．

インプラント埋入前にチタンスクリューピンを除去するが，チタンスクリューピンが完全に骨の中に埋入されていることも多いので，植立したチタンスクリューピンの位置と本数を口腔内写真およびデンタルエックス線写真で正確に記録し，除去し損ねないように注意する．

3　症例2：上顎臼歯部における重度の歯槽堤吸収に対して水平的・垂直的GBRを行った症例

患者は47歳，女性．上下左側臼歯部の咀嚼障害を主訴に来院した．口腔内診査およびデンタルエックス線診査により，上顎左側犬歯〜第一大臼歯と下顎左側第一大臼歯は根尖を越える骨吸収をともなう重度歯周病と診断し，保存不可能と判断した(図2a〜c)．健康状態に問題はなく，喫煙の既往もなかった．同部の抜歯を行い，約4か月の治癒期間を置いたところ，上下欠損部歯槽堤は広範囲にわたって，水平的・垂直的に重度の吸収を生じた(図2d)．とくに上顎歯槽堤の吸収は著しく，上下顎の顎間関係が反対の状態になっていた(図2e, f)．

診査の結果，上下顎ともに水平的・垂直的に広範囲の骨増大が必要と判断し(図2g)，遅延型吸収性膜を用いた水平的・垂直的GBRを施術することにした．歯槽堤の中央に頬舌側に十分な角化歯肉幅を確保するように歯槽頂切開(白線)を加え，歯肉弁の可動性を大きくするために，反対側(右側)の第一小臼歯近心に縦切開を入れるとともに，歯槽頂切開を遠心に斜めに伸ばしてMGJを越えた(図2h, i)．

頬舌側の歯肉弁を全層弁で剥離，翻転した後に，頬側歯肉弁の内面に減張切開を加えた．減張切開は右側第一小臼歯近心の縦切開部から歯槽頂切開を左側遠心部MGJを越えて伸ばした粘膜内切開まで入れ，歯冠側方向へ緊張なく歯肉弁を伸展できるようにした．また，減張切開は線維層のみを切離し，小動静脈を損傷しないように500μm以下の浅い切開を加えた．サージカルテンプレートを試適し，骨の増大量およびその方向を確認したところ，水平的に約6mm，垂直的に5〜8mmの骨増大が必要で

G B R

症例2：上顎臼歯部に対する水平的・垂直的GBR

■術前

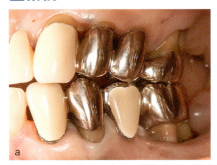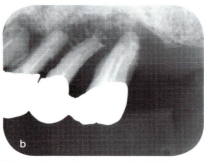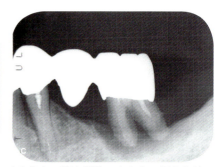

図2a〜c　患者は，上下左側臼歯部の咀嚼障害を主訴に来院した．上顎左側犬歯〜第一大臼歯と下顎左側第一大臼歯は根尖を越える骨吸収を呈しており，保存不可能と判断した．

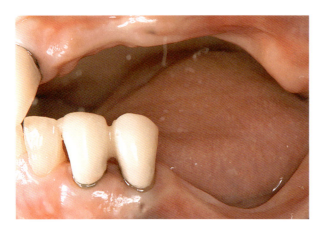

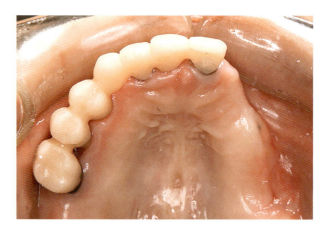

図2d｜図2e
図2f

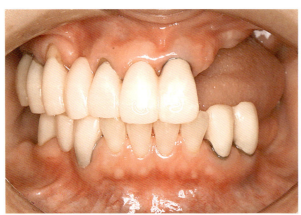

図2d　抜歯後4か月の状態．上下欠損部歯槽堤は広範囲にわたって，水平的および垂直的に重度の吸収を生じた．
図2e　上顎歯槽堤の吸収は著しく，左右非対称の状態を呈していた．
図2f　上下顎の顎間関係が反対の状態になっていた．

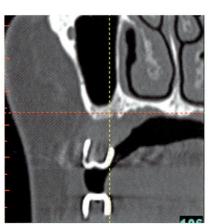

図2g　著しい骨吸収が認められ，水平的・垂直的に広範囲の骨増大が必要であった．

第4章　広範囲の歯槽堤増大術 ～遅延型吸収性膜を用いた水平的・垂直的GBR～

■ GBR

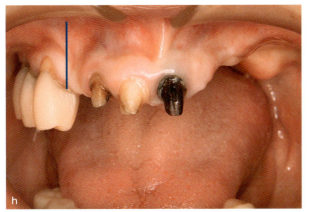
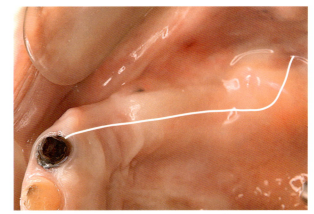

図2h, i　歯槽堤の中央（白線）に頰舌側に十分な角化歯肉幅を確保するように歯槽頂切開を加えた．歯肉弁の可動性を大きくするために，右側の第一小臼歯近心に縦切開（青線）を入れるとともに，歯槽頂切開を遠心に斜めに伸ばしてMGJを越えた．

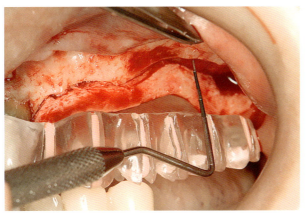

図2j　サージカルテンプレートを試適し，骨の増大量およびその方向を確認したところ，水平的に約6mm，垂直的に5～8mmの骨増大が必要であった．

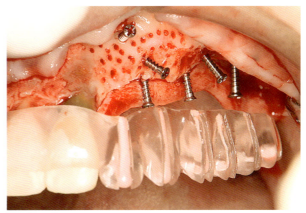

図2k　デコルティケーションを行い，チタンスクリューピンを水平的・垂直的および斜め方向に三次元的形態を確保するために配置した．

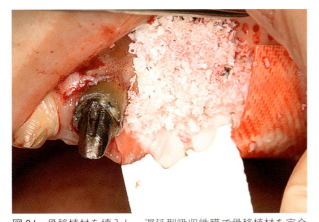

図2l　骨移植材を填入し，遅延型吸収性膜で骨移植材を完全に被覆した．

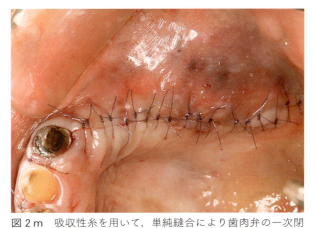

図2m　吸収性糸を用いて，単純縫合により歯肉弁の一次閉鎖を図った．

あった（図2j）．血液供給のために骨面に対してデコルティケーションを行い，チタンスクリューピンを水平的・垂直的，および斜め方向に三次元的形態を確保するために配置した（図2k）．

一般的に，吸収性膜を用いたGBRでは，スペースメイキングのためにチタンメッシュが使用されることが多いが，筆者は前述のようにチタンスクリューピンを用いている．その理由は，三次元的形態の付与においては，チタンスクリューピンよりもチタンメッシュのほうが有利かもしれないが，歯肉

図解！　遅延型吸収性膜を用いた安全安心GBR　069

GBR

■GBR後8か月，上顎臼歯部へのインプラント埋入

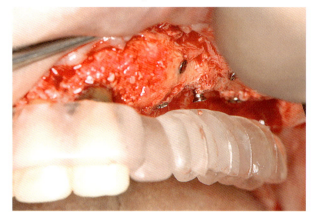

図2n　GBR後8か月の状態．量，質ともにほぼ十分な骨様組織の再生がみられ，三次元的にも良好な形態に改善していた．

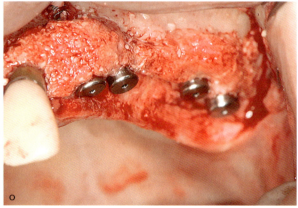
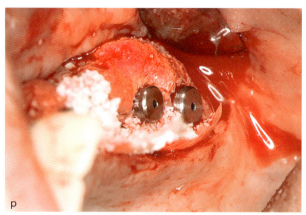

図2o, p　4本のインプラントを埋入し，同時にインプラントの口蓋側にマイナーGBRを行った．

■下顎臼歯部へのインプラント埋入，GBR

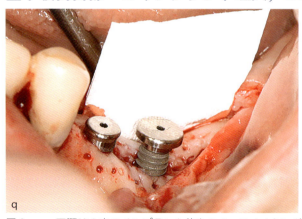
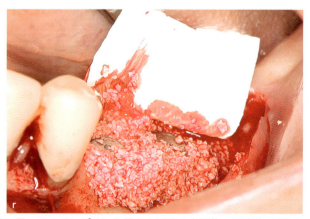

図2q, r　下顎は2本のインプラント体をスペースメイキングの支柱に用いて，インプラント埋入と同時の水平的・垂直的GBRを行った．

の裂開が生じた場合の対応は，チタンメッシュよりもチタンスクリューピンのほうがずっと容易で，骨増大に対する悪影響も小さいからである（第5章参照）．また，ステージドアプローチで施術する場合，インプラント埋入時にも再度，骨増大を図るチャンスがあるので，2回のGBRにより理想的な三次元的骨形態を安全に獲得するようにしている．

チタンスクリューピンの植立後に，骨移植材を填入し，遅延型吸収性膜で骨移植材を完全に被覆した後（図2l）に，吸収性糸を用いて，単純縫合により歯

第4章　広範囲の歯槽堤増大術　～遅延型吸収性膜を用いた水平的・垂直的GBR～

■二次手術時

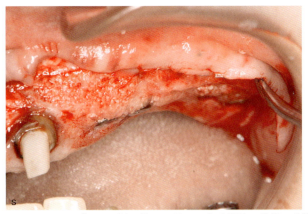
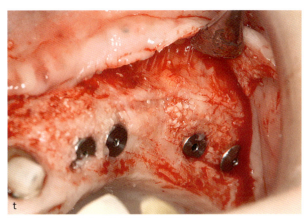

図2 s, t　インプラント埋入後4か月の二次手術時の状態．上顎インプラント周囲に十分な骨様組織を確認した．

■外科処置終了時，治療終了時

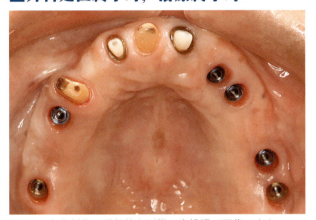
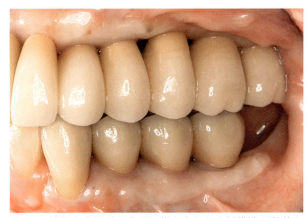

図2 u　左右対称の理想的な形態の歯槽堤が回復できた．

図2 v　適切な歯冠長と歯冠形態を有した上部構造が装着され，清掃性の高い状態が得られた．

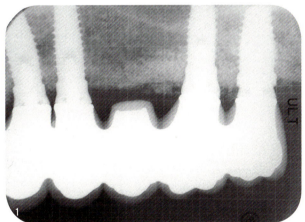

図2 w-1, 2　インプラント周囲には必要十分な骨の再生が認められ，良好な歯冠-インプラント比が得られている．

肉弁の一次閉鎖を図った（図2 m）．GBRから8か月後に歯肉弁を形成し，骨増大の程度を確認したところ，量，質ともにほぼ十分な骨様組織の再生がみられ，三次元的にも良好な形態に改善していた（図2 n）．チタンスクリューピンを除去した後，4本のインプラントを埋入し，同時にインプラントの口蓋側にマイナーGBRを行った（図2 o, p）．

本症例のような広範囲にわたる大規模な水平的・垂直的GBRの症例では，通常6～8か月の治癒期間を設け，再生骨の成熟を十分待ってからインプラ

図解！　遅延型吸収性膜を用いた安全安心GBR　　071

GBR

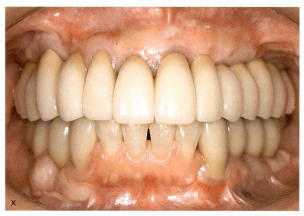
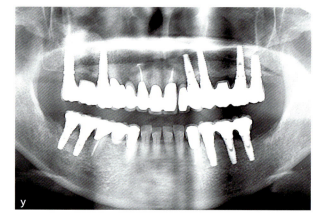

図 2 x, y　上下顎の顎間関係がほぼ適正な状態に改善された．骨，歯肉，歯（インプラント）の各組織に連続性が獲得され，安定した状態となっている．

■ GBR 後 8 年

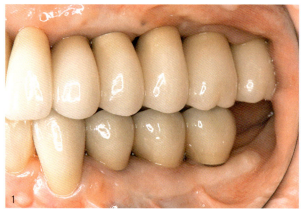
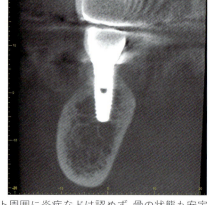

図 2 z-1, 2　上部構造装着から 6 年（GBR 後 8 年）の状態であるが，インプラント周囲に炎症などは認めず，骨の状態も安定している．

ントを埋入している．

　下顎については，2本のインプラント体をスペースメイキングの支柱に用いて，インプラント埋入と同時の水平的・垂直的GBRを行った（図2 q, r）．

　上下顎とも，埋入手術から約4か月後に二次手術を行った．このとき，上顎インプラント周囲に十分な骨様組織を確認した（図2 s, t）．その後，通法に従い，上部構造を製作し，装着した．従来ならインプラントを埋入できない状態でも，GBRを効果的に施術したことにより，理想的な形態の歯槽堤を回復し，適切な歯冠‐インプラント比を有した補綴主導型インプラント治療が可能となった（図2 u〜y）．

　現在，上部構造装着後6年（GBR後8年）の状態であるが，インプラント周囲に炎症などは認めず，骨の状態も安定している（図2 z-1, 2）．

4　症例3：上顎前歯部連続欠損に対して水平的・垂直的GBRを行った症例

　患者は40歳，女性．上顎前歯部の欠損補綴を主訴に来院した．以前，他院で装着したブリッジが何回か脱離したことがあり，そのたびに近医で再装着を繰り返していたが，ついに支台歯の保存が困難という診断を受けたとのことであった．全身疾患，喫煙経験等の特記事項はなかった．患者は固定式の欠損補綴で，できるだけ歯を削らない治療法を希望した．

　口腔内所見，デンタルエックス線所見およびブリッジを除去した状態の診査から，2|はう蝕が歯肉縁下深くまで進行しており，唇側に歯根破折が認められたため，保存不可能と判断した．また，歯肉も薄く，バイオタイプはthin-scallopと診断した（図

第4章　広範囲の歯槽堤増大術 〜遅延型吸収性膜を用いた水平的・垂直的GBR〜

症例3：上顎前歯部に対する水平的・垂直的GBR

■術前

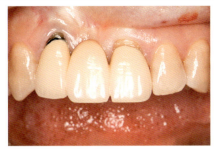
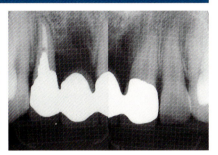

図3a, b　初診時口腔内およびデンタルエックス線所見．2┃はう蝕が歯肉縁下深くまで進行していた．歯肉は薄く，バイオタイプはthin-scallopと診断した．

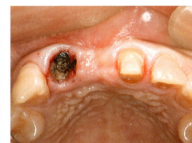

図3c, d　ブリッジ除去時．2┃は唇側に歯根破折が認められ，保存不可能と判断した．

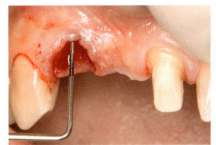
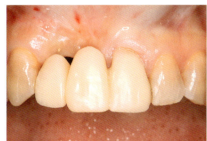

図3e　2┃抜歯時の状態．唇・口蓋側骨の吸収が認められる．
図3f　暫間的接着ブリッジの装着．歯肉とポンティックが調和していない．

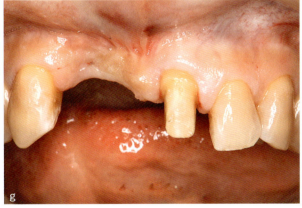
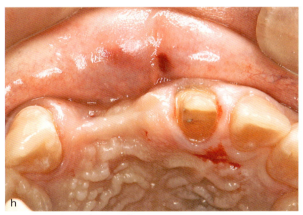

図3g, h　2┃，┃1歯槽堤の不良形態．水平的・垂直的に大きな嵌凹が認められる（g：2┃, h：┃1）．

3a〜d）．2┃は唇・口蓋側の骨壁が喪失していたため（図3e），抜歯後は歯槽骨が大きく吸収し，すでに顎堤が陥凹していた┃1欠損部と連続した広範囲の歯槽堤の形態異常を呈した（図3f〜h）．2┃抜歯後の歯槽堤の吸収を防ぐために歯槽堤保存術を行うことも治療オプションの1つかもしれないが，唇・口蓋側骨壁の喪失や┃1歯槽堤の不良形態の存在，抜歯窩の感染の危険性などを考慮して，本症例では，2┃の抜歯のみを行った．同部の欠損補綴は，A案として，2┃，┃1インプラント，┃1クラウン，B案として，┃1または2┃にインプラント（カンチレバー），┃1クラウン，C案として，③2 1①②ブリッジ等が考えら

図解！　遅延型吸収性膜を用いた安全安心GBR　073

GBR

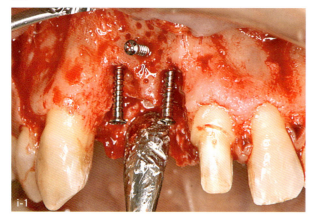
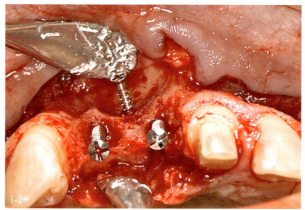
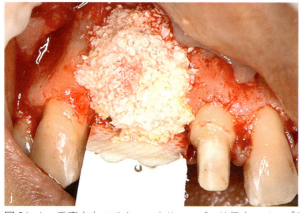
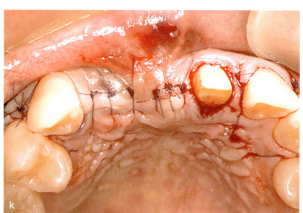

図3 i〜k　垂直方向のチタンスクリューピンは将来，インプラントを埋入する際のガイドとなるように位置と方向を設定し，骨移植材を過補償的に添加して遅延型吸収性膜で完全に被覆するように設置した．歯肉弁の剥離時に加えた減張切開によりテンションフリーの状態で歯肉弁を一次閉鎖した．

れるが，できるだけ歯を削りたくないという患者の希望から，インプラント治療を第一選択とした．また，フィクスチャーの大部分を再生骨内に埋入する可能性が高いことから，インプラントを1本埋入して，カンチレバーを用いる補綴術式より，2|，|1部に2本埋入する方法（A案）が適切と考えた．

　また，デンタルエックス線所見より天然歯 - インプラント間の歯間乳頭に影響を及ぼす隣在歯隣接面のIHB[44]は3|近心が約4 mm，|1近心が約5 mmであり（図3 b），審美的なインプラント治療の適応範囲と判断した．ただし，歯槽堤の欠損量が大きく，とくに垂直方向へかなり増大する必要があることなどから，予定どおりに骨増大が得られない場合を想定しておく必要があり，患者にはカンチレバーによる修復やブリッジによる補綴を行う可能性も伝えておいた．以下にその治療計画を示す．

①2|抜歯，暫間的接着ブリッジ装着
②遅延型吸収性膜とチタンスクリューピンを用いたGBR
③2|，|1インプラント一次手術とマイナーGBR（骨増大の状態により，計画変更の可能性あり）
④結合組織移植術によるバイオタイプの改善および角化歯肉の獲得
⑤2|，|1インプラント二次手術（カスタムアバットメントの利用）
⑥2|，|1 tissue scalloping
⑦2|，|1インプラント上部構造，|1クラウン製作

　2|，|1部の歯槽頂切開を行い，全層弁にてていねいに歯肉弁を剥離した後に，欠損部の骨形態および隣接歯隣接面の骨レベルを確認した．隣接歯隣接面の骨レベルは高かったが，欠損部の骨欠損は非常に大きく，唇側，口蓋側とも骨壁が喪失していた．

　移植骨への血液供給のために骨面にデコルティケーションを行い，チタンスクリューピンを水平方

第4章　広範囲の歯槽堤増大術　〜遅延型吸収性膜を用いた水平的・垂直的GBR〜

■GBR後6か月，インプラント埋入

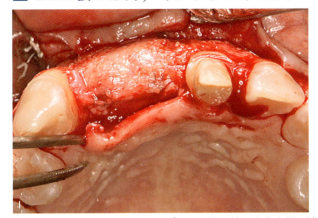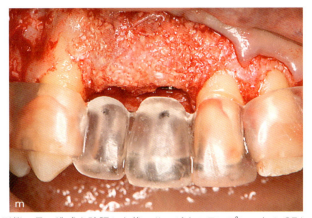

図3 l, m　GBR後6か月，インプラント埋入時．十分な量，適切な形態の骨の造成を確認した後，サージカルテンプレートのCEJより3mm根尖側，2mm口蓋側にプラットフォーム唇側を位置づけるようにインプラントを埋入した．

図3 n｜図3 o

図3 n, o　インプラントの唇側には十分な厚みの骨が存在していたが，口蓋側骨がやや不足していたので同部と|2|,|1|歯間部に骨移植材を填入して再度GBRを行った．

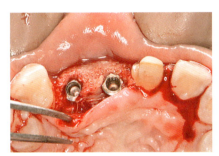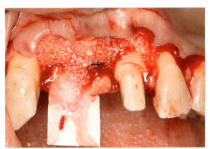

■結合組織移植術，インデックス採得

図3 p, q　インプラント埋入6か月経過時にインデックスを採得し，バイオタイプの改善および角化歯肉の獲得を目的に|2|,|1|唇側に結合組織を移植した．|2|,|1|の歯間部には口蓋側から連続した骨様組織が形成された．

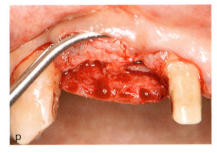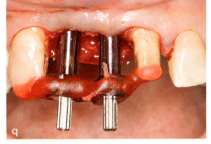

向に1本，垂直方向に2本植立した（図3 i-1, 2）．このとき，垂直方向のチタンスクリューピンのヘッド部を隣接歯隣接面の骨レベルを結んだレベルに位置づけ，水平方向のチタンスクリューピンのヘッド部は唇側骨の豊隆と調和するよう設置した．また，垂直方向のチタンスクリューピンは将来，インプラントを埋入する際のガイドとなるように植立位置，方向を設定した．骨移植材を過補償的に添加し，骨移植材を完全に被覆するように遅延型吸収性膜を設置した（図3 j）．歯肉弁の剥離時に加えた十分な減張切開により，テンションフリーの状態で歯肉弁を一次閉鎖した（図3 k）．

術後約6か月で，十分な量，適切な形態の骨増大がほぼ得られていることを確認し，サージカルテンプレートに従い，埋入深度が深くなりすぎないよう注意しながら（サージカルテンプレートのCEJより3mm根尖側，1〜2mm口蓋側にプラットフォーム唇側を位置づける）インプラントの埋入手術を行った（図3 l, m）．インプラント埋入後，インプラントの唇側には十分な厚みの骨が存在していたが，口蓋側の骨がやや不足していたので，口蓋側の若干の骨増大と合わせて，|2|,|1|歯間部に骨移植材を填入し，再度GBRを行った（図3 n, o）．

一次手術から約6か月後にバイオタイプの改善と

■二次手術時，パンチアウト

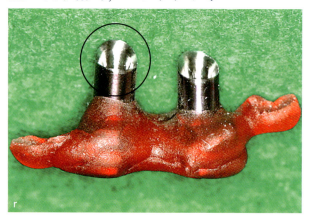
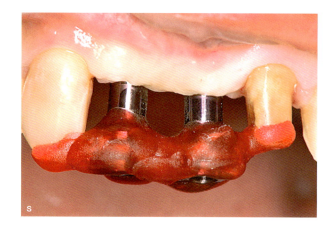
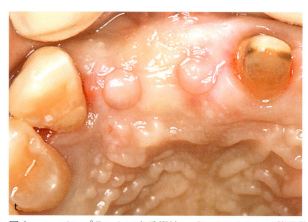
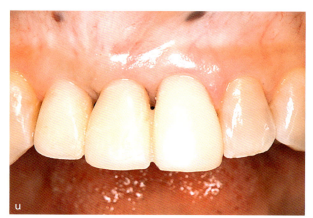

図3 r〜t　インプラント二次手術時．パンチアウトには使用後のインデックスをナイフ状に加工して利用し，組織をできるだけ保存した．カット面は口蓋側から唇側に向けて斜めに加工しており（黒丸部），歯肉に押し付けたときに口蓋側のみに切り込みが入るように工夫している．
図3 u　プロビジョナルレストレーションを用いて歯肉形態を調整した．オーバーカントゥアを避け，天然歯を模倣した自然な形態を付与するよう努めた．

角化歯肉の獲得を目的として 2|，|1 唇側に結合組織移植を行った．この際，インデックスを採得し，インプラントポジションを記録した．2|，|1 の歯間部には口蓋側から連続した骨様の組織が形成されていた（図3 p, q）．

結合組織移植後3か月時に組織をできるだけ保存するためにパンチアウトを行い，事前に採得したインデックスを用いて製作したカスタムアバットメントを連結した．パンチアウトにはインデックスに用いたインプレッションコーピングをナイフ状に加工して使用した（図3 r〜t）．

歯肉の成熟に合わせて，左右対称の歯肉ラインと歯間乳頭の再建を目的にプロビジョナルレストレーションのサブジンジバルカントゥアを調整した（図3 u）．オーバーカントゥアを避け，天然歯を模倣した自然な形態を付与するよう努めた．2|，|1 歯間部の骨様組織の再生により，周囲組織とある程度調和した歯間乳頭が再建できた（図3 v-1, 2）．

その後，清掃性を考慮して，メタルセラミッククラウン（単冠）を製作した（図3 w, x）．最終印象にはカスタムインプレッションコーピングを使用し，プロビジョナルレストレーションの歯肉貫通部の形態

第4章 広範囲の歯槽堤増大術 〜遅延型吸収性膜を用いた水平的・垂直的GBR〜

■ Tissue scalloping

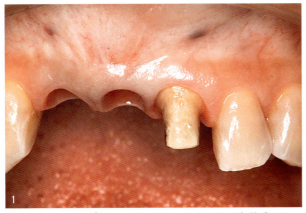
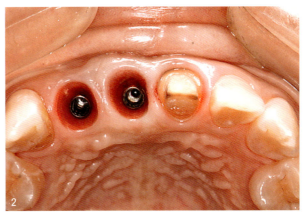

図3 v-1, 2　インプラント周囲には十分な厚みの自然感のあるスキャロップ形態を有する角化歯肉が得られている．

■ 治療終了時

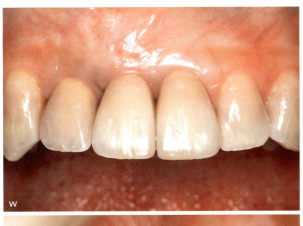

w

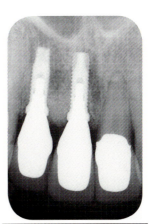

x

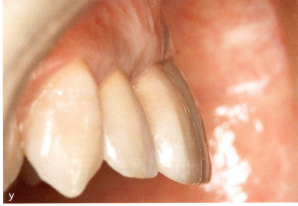

y

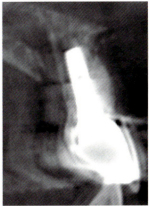

z

図3 w〜z　治療終了時．2|，|1インプラント間の歯間乳頭の高さは1|，|2間に比べて低く，左右対称性は達成されていないが，3|，2|間，|1，|1間の歯間乳頭と同程度の高さまで回復し，審美的に許容できる状態となった．また，GBRにより天然歯-インプラントの骨レベルに連続性をもたせることができ，清掃性の高いインプラント修復が行えた．さらに，結合組織移植によりバイオタイプが改善され，唇側骨の厚みも十分存在することから，長期的にインプラント周囲組織の安定が期待できる．

を上部構造に再現した．

　本症例はプラットフォーム周囲の唇側骨の厚みが約3mm存在し，結合組織移植によりバイオタイプも改善していることから，長期的にインプラント周囲組織の安定が期待できる状態であると考えている（図3 y, z）．

GBR

症例4：上顎前歯部多数歯欠損に対する水平的GBR

■術前

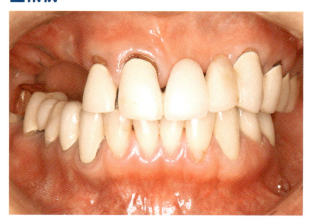

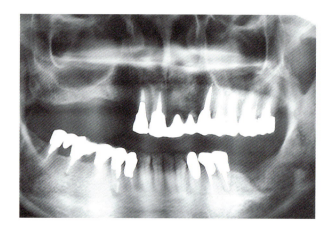

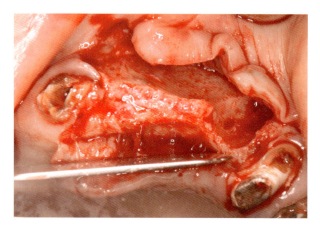

図4a, b　患者は上顎前歯部の動揺を主訴に来院した．同部支台歯は歯根破折および深い歯肉縁下う蝕のため，抜歯と診断された．
図4c　抜歯後3か月の状態．同部歯槽堤は重度に吸収し，不良形態を呈していた．

5　症例4：上顎前歯部多数歯欠損に対して水平的GBRを行った症例

　患者は45歳，女性．上顎前歯部の動揺を主訴に来院した．診査の結果，同部支台歯は歯根破折および深い歯肉縁下う蝕が存在し，抜歯と診断した（図4a, b）．

　抜歯後3か月経過時，歯肉弁を全層弁で剥離したところ，同部歯槽堤は重度に吸収し，不良形態を呈していた（図4c）ため，GBRのみを行うこととした．減張切開を加えて歯肉弁の伸展性を十分に確保した後，高度に吸収した骨形態に対し，遅延型吸収性膜，チタンスクリューピン，骨移植材を用いて水平的GBRを行った（図4d, e）．

　GBR後6か月でインプラント埋入手術を施術した．GBRにより骨幅が約7mmの必要十分な骨造成が得られたので，インプラントを適切な位置，深度で埋入した（図4f〜h）．その後，4か月の治癒を待ち，通法に従って二次手術，上部構造の製作を行った（図4i）．

　現在，術後5年（GBR後7年）経過しているが，良好な状態を維持している（図4j, k）．

第4章　広範囲の歯槽堤増大術　〜遅延型吸収性膜を用いた水平的・垂直的GBR〜

■GBR

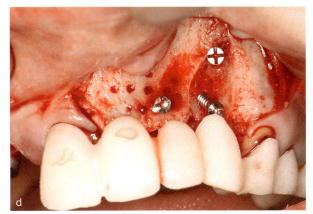 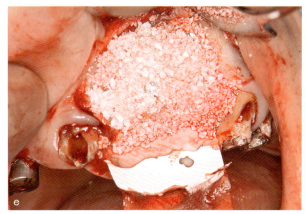

図4 d, e　遅延型吸収性膜，チタンスクリューピン，骨移植材を用いて水平的GBRを行った．

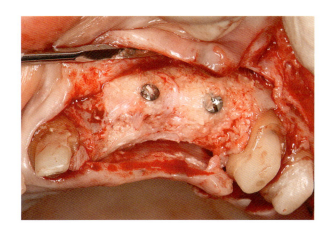

図4 f　GBR後6か月の状態．骨幅が約7 mmの必要十分な歯槽堤が得られた．

■インプラント埋入

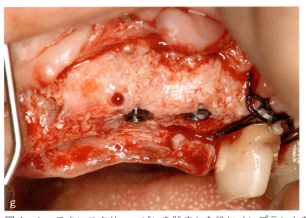 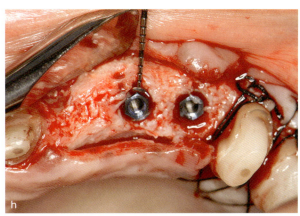

図4 g, h　チタンスクリューピンを除去した後にインプラントを適切な位置，深度で埋入した．追加のGBRの必要はなかった．

GBR

■治療終了時

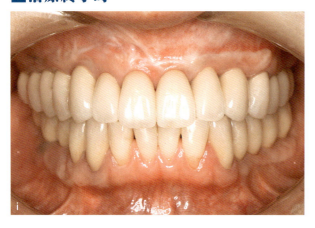

図4i インプラント埋入後4か月で，二次手術を行い，組織の成熟を十分待った後に上部構造の製作を行った．

■術後5年（GBR後7年）

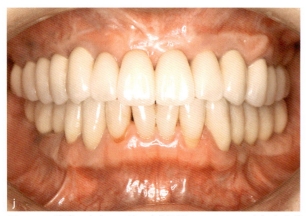
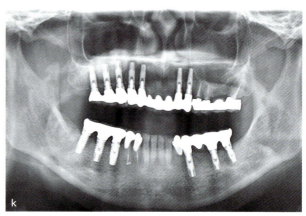

図4 j, k 術後5年（GBR後7年）経過しているが，良好な状態を維持している．

6 症例5：重度に顎堤が吸収した無歯顎に対して水平的GBRを行った症例

患者は67歳，女性．入れ歯が入れられないので，固定式の歯を作ってほしいとの主訴で来院した．上顎は全顎的に重度の骨吸収を呈しており，そのままの状態ではインプラント治療が不可能な状態であった（図5 a, b）．喫煙の既往はなく，全身状態も良好であった．

まず，左右臼歯部のGBRおよび上顎洞底挙上術を行い，6か月後に前歯部のGBRを行った．歯槽頂切開を加え，十分に減張した全層歯肉弁を形成した後，左右臼歯部の新生骨の外形と前鼻棘を緩やかに結んだラインを目標にチタンスクリューピンを植立し，水平的GBRを行った（図5 c, d）．縫合は吸収性縫合糸を用いて，単純縫合のみで一次閉鎖した（図5 e）．術後1週間の状態で創傷は良好に治癒し，歯肉の裂開，膜の露出などはみられなかった（図5 f）．

GBR後6か月経過時にインプラント埋入を行った．歯肉弁を剥離したところ，ほぼ予定どおりの骨増大が得られており，インプラントを適切な位置，深さに埋入することができたが（図5 g, h），同時に唇側の骨幅がやや不足していた部位に対して追加のGBRを行った．通法に従って二次手術，プロビジョナルレストレーションの装着（図5 i-1~3），上部構造の製作を行い，機能と審美を回復した（図5 j~l）．

補綴主導型のインプラント治療により，必要十分な骨幅をもつ生理的な骨形態と適切な埋入が達成され，「患者自身が容易に清掃できる」清掃性の高い口腔内環境に整った（図5 m）．

第4章　広範囲の歯槽堤増大術　〜遅延型吸収性膜を用いた水平的・垂直的GBR〜

症例5：無歯顎に対する水平的GBR

■術前

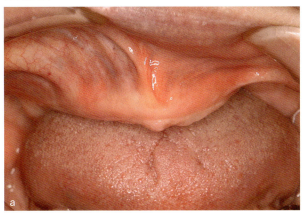
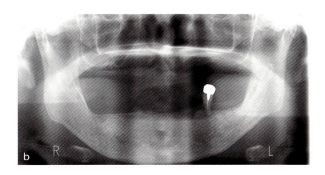

図5 a, b　患者は固定式の歯を作ってほしいとの主訴で来院した．上顎は全顎的に重度の骨吸収を呈しており，そのままではインプラント治療が不可能な状態であった．

■GBR

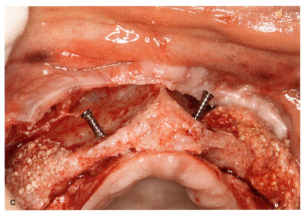
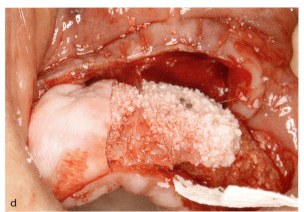

図5 c, d　左右臼歯部のGBRおよび上顎洞底挙上術を行い，6か月後に前歯部のGBRを行った．十分に減張した全層歯肉弁を形成した後，左右臼歯部の新生骨の外形と前鼻棘を緩やかに結んだラインを目標にチタンスクリューピンを植立し，水平的GBRを行った．

■縫合時

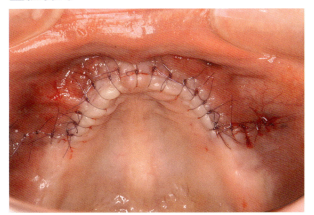

図5 e　吸収性縫合糸を用いて，単純縫合のみで一次閉鎖した．

■術後1週

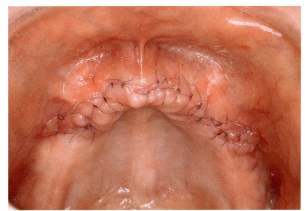

図5 f　術後1週の状態．創傷は良好に治癒し，歯肉の裂開，膜の露出などはみられなかった．

図解！　遅延型吸収性膜を用いた安全安心GBR　081

■ GBR後6か月

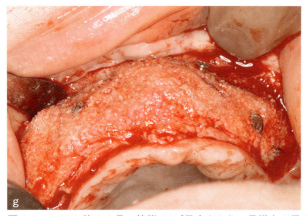 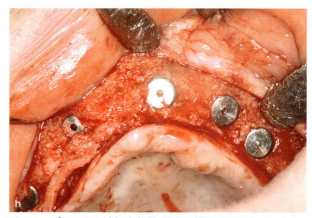

図5g, h　GBR後6か月の状態. ほぼ予定どおりの骨増大が得られており, インプラントを適切な位置, 深さに埋入することができた.

■ プロビジョナルレストレーション装着時

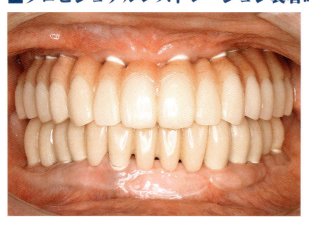

図5 i-1	
図5 i-2	図5 i-3

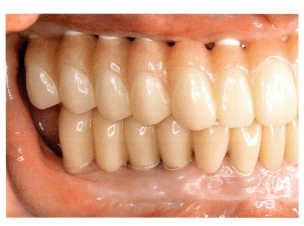 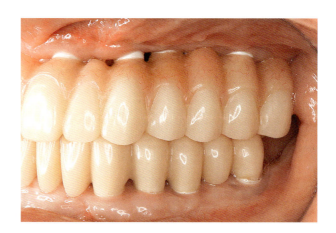

図5 i-1〜3　通法に従って二次手術を行い, プロビジョナルレストレーションを装着した.

■治療終了時

図5j 図5k

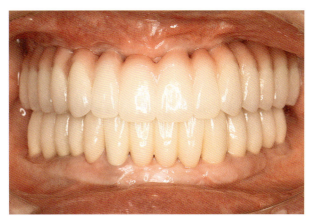
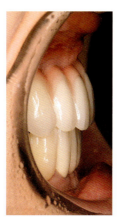

図5j, k　上部構造を製作し，機能と審美を回復した．GBRにより，歯槽堤は良好な形態に改善し，適切な上下顎関係が得られた．

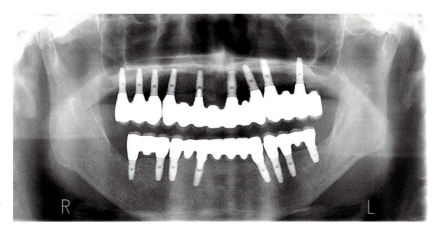

図5l　上顎のインプラントはほとんど再生骨により支持されている．

■インプラントの長期的安定を目指した，清掃性の高い口腔内環境の構築

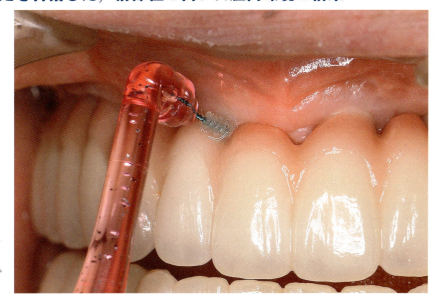

図5m　"患者が自分で容易に清掃できる"清掃性の高い口腔内環境に整えることがインプラントの長期的安定に不可欠である．

GBR

7 安全安心，確実なGBR

本章の冒頭でも述べたが，広範囲にわたる歯槽骨欠損があり，増大量の大きいGBRが必要な症例では，スペースメイキングの確実性などの理由から，吸収性膜とチタンメッシュを用いる方法が一般的に応用されている．しかし，この方法はテクニックセンシティブであり，歯肉が裂開し，膜やチタンメッシュが露出した場合には，感染を惹起して骨増大量が著しく減少する危険性が高い．

一方，本章で提示した遅延型吸収性膜とチタンスクリューピンを使用する方法は，次章（**第5章**）で紹介するように，歯肉裂開にともなう膜，およびチタンスクリューピンの露出が生じても，骨増大にほとんど影響を及ぼさないようにコントロールできる場合が多く，その術式もチタンメッシュに比べて容易である（表1）．三次元的な形態付与にやや難があるものの，最初のGBRとインプラント埋入時の付加的なGBRの2回，骨増大のチャンスがあるので，適切な形態の歯槽堤を回復することは十分に可能である．

野球にたとえて，チタンメッシュ法を1発ホームラン狙い（それとも三振？）とするなら，チタンスクリュー法はツーベースヒット＋シングルヒットとでも言えるだろうか．1点の取り方はいろいろあるが，臨床では安全に，そして確実に取りたいものである．

遅延型吸収性膜を用いたGBR：成功のためのポイント（表1）

①適切な診査・診断：骨形態，骨増大の量，方向，喫煙の有無等

②血液供給を十分考慮したフラップデザイン：角化歯肉内の歯槽頂切開，遠心粘膜部への切開延長，術部から1歯以上離した縦切開

③歯肉弁を痛めない，ていねいな剥離・翻転

④骨表面の完全な露出：軟組織の徹底的な除去

⑤十分な減張切開：線維のみを切離する500μm以下の浅い切開

⑥皮質骨の穿孔（デコルティケーション：血液供給の確保）

⑦スペースメイキングの確保：チタンスクリューピンの三次元的な配置

⑧骨移植材の填入と膜の設置：ピンなどによる膜の固定不要

⑨確実な一次閉鎖（テンションフリー）を得る縫合：吸収性糸を用いた単純縫合

⑩適切な術後管理

⑪メインテナンス：プロフェッショナルケアとセルフケア指導，定期的なデンタルエックス線検査によるインプラント周囲骨の確認

図解！　遅延型吸収性膜を用いた安全安心GBR

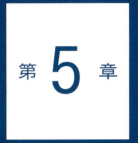

第5章 併発症への対応
～歯肉の裂開，膜の露出に対する考え方とその対処法～

086　**1** 歯肉の裂開にともなう膜の露出
087　**2** 症例1：角化歯肉内に歯肉裂開および膜露出が生じた症例①
090　**3** 症例2：角化歯肉内に歯肉裂開および膜露出が生じた症例②
090　**4** 症例3：チタンスクリューピンが露出した症例
093　**5** 症例4：縦切開部の歯槽粘膜が裂開した症例

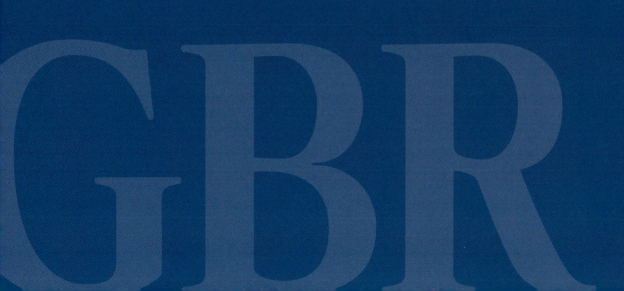

■チタンメッシュの露出

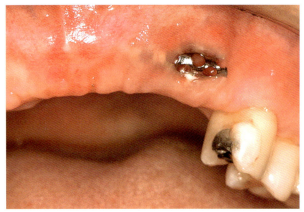

図1　チタンメッシュが露出した場合，感染を起こして骨増大量が減少してしまう危険性が高い．また，露出したチタンメッシュを除去するためには大きな歯肉弁を形成しなければならず，患者負担は少なくない．

1 歯肉の裂開にともなう膜の露出

前章まで，遅延型吸収性膜の有効性および予知性とその臨床応用について，文献や症例を提示しながら解説した．

本章では，GBRの術後併発症の1つである歯肉の裂開にともなう膜の露出に対して，現在の知見とその対応法について考察し，遅延型吸収性膜を用いたGBRの安全性について検証したい．

GBRにおいて，時々，経験する併発症に歯肉の裂開にともなう膜の露出が挙げられる．前述(第1章参照)したが，非吸収性膜を用いたGBRでは，専門医が施術しても13〜17％の確率で膜の露出が生じ，膜露出による感染が起こった場合，骨増大に重大な悪影響が及ぼされると報告されている[18]．また，一度歯肉の裂開が生じ，非吸収性膜が露出した場合，歯肉が再び閉鎖することはほとんどなく，膜の感染をコントロールすることは難しい．

これに対し，吸収性コラーゲン膜(非クロスリンク構造)は膜除去の必要がなく[45]，非吸収性膜と比較して創傷治癒に関して有利であることが多くの文献で示されており[46〜53]，膜露出の頻度も非吸収性膜に比べて少ないことが報告されている[54]．吸収性コラーゲン膜は生体親和性が高く，歯肉の線維芽細胞の分化，増殖を促し，非吸収性膜では阻害される細胞外基質の生成を促進することが示されている[55]．また，

別の研究[56]では吸収性コラーゲン膜を設置しても免疫応答は抑えられ，吸収性コラーゲン膜には歯肉の厚みを増加させる能力があることが報告[57]されている．

しかし，クロスリンク構造をもたない吸収性コラーゲン膜は露出した場合，膜が早期に吸収し，バリア機能が失われるため，骨の再生が阻害される可能性があると報告されている[58, 59]．

一方，遅延型吸収性膜(クロスリンク構造)は吸収性コラーゲン膜の特性をもちつつ，吸収性コラーゲン膜よりもバリア機能が高く，非吸収性膜と同等の骨増大が得られる．さらに，遅延型吸収性膜は露出しても，露出した部分が4〜6週間で，徐々に吸収しながら裂開部の歯肉が閉鎖し，ほとんどのケースにおいて問題なく治癒が進んで一定の骨再生が得られると報告されており，非吸収性膜や非クロスリンク構造の吸収性コラーゲン膜に比べて，有意に骨の増大量が大きかったと多くの研究で示されている[17]．

筆者も遅延型吸収性膜を用いたGBRにおいて，歯肉の裂開と膜露出をいくつか経験しているが，膜の露出が角化歯肉内の限局した範囲であれば，術部の洗浄や患者によるうがいの励行など，通常の術後管理を適切に行って感染を防ぐことにより，十分な骨の再生を獲得できると考えている．

しかし，遅延型吸収性膜を用いたGBRにおいても，歯肉の裂開および膜の露出が広範囲に及んだ場合(喫煙による治癒不全など)，歯槽粘膜部に生じた場合(縦切開部の閉鎖不全，義歯による潰瘍の存在，減張切開時のフラップ穿孔など)，そして，チタンメッシュが露出した場合などは，適切な術後管理にもかかわらず，歯肉の閉鎖が図れず，感染を起こして骨増大量が減少してしまう危険性が高いため，注意が必要である(図1)．

歯槽粘膜部の裂開が治癒しにくい理由として，歯槽粘膜は炎症が波及しやすい，骨との付着が弱く，可動性であるなどが考えられる．そこで，たとえ歯肉の裂開が起こっても，膜の露出を生じない，または裂開が角化歯肉の範囲内に限局するようにフラップデザインを工夫することも大切である．

ここでは，筆者が実践しているGBRにおいて，歯肉裂開による膜露出を経験した症例を提示し，対処法と術後経過を紹介する．

第5章　併発症への対応　～歯肉の裂開，膜の露出に対する考え方とその対処法～

症例1：角化歯肉内における歯肉裂開および膜露出への対処法①

■術前

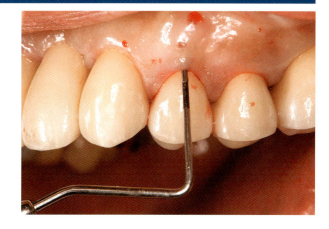

図2a　術前の状態．|4の違和感を主訴に来院した．同歯は頬側中央に歯根破折が認められたため，抜歯を行った．

■インプラント埋入，GBR

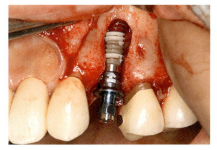 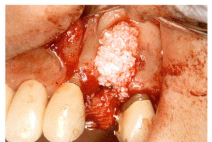 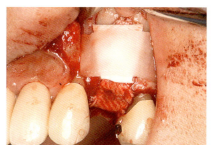

図2b 図2c 図2d
図2e

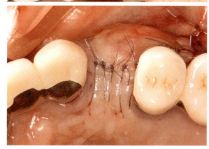

図2b～e　抜歯後2か月でインプラント埋入と同時にGBRを行った．

2　症例1：角化歯肉内に歯肉裂開および膜露出が生じた症例①

患者は46歳，女性．|4の違和感を主訴に来院した．喫煙歴もなく，全身状態も良好であった．診査の結果，同歯は頬側中央に歯根破折が認められたため，保存不可能と診断し，抜歯を行った（図2a）．抜歯後2か月でインプラント埋入と同時にGBRを行った．通法どおり歯槽頂の中央に歯槽頂切開を行い，頬舌側に十分な角化歯肉幅を確保した．十分な減張切開を入れた後，インプラント埋入および遅延型吸収性膜を用いたGBRを行い，単純縫合にて一次閉鎖を図った（図2b～e）．

しかし，術後1週間で歯肉弁縫合部に歯肉の壊死がみられ（図2f），術後2週間で歯肉の裂開にともなう膜の露出を認めた（図2g）．そこで，患者にうがいの励行を指示し，1週間ごとの術部洗浄を繰り返したところ，術後6週間で露出した膜が徐々に吸収し，裂開部が閉鎖した（図2h）．吸収性膜は生体親和性が高く，歯肉裂開および膜露出が生じても，角化歯肉の範囲内であれば，本症例のように数週間で裂開部の縮小または閉鎖をみることが多い．

術後4か月で二次手術を行い，上部構造を装着した（図2i, j）．現在，術後から約8年の状態であるが，CBCT所見から骨の状態は安定しており，インプラ

図解！　遅延型吸収性膜を用いた安全安心GBR　　087

■ GBR後

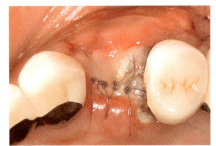
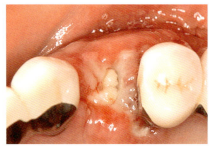
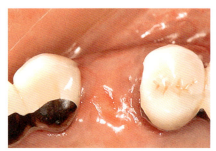

図2f　術後1週の状態．歯肉弁縫合部に歯肉の壊死がみられた．

図2g　術後2週の状態．歯肉の裂開にともなう膜の露出を認めた．

図2h　術後6週の状態．露出した膜が徐々に吸収し，裂開部が閉鎖した．

■ 治療終了時

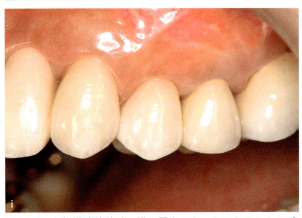
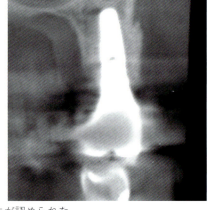

図2i, j　上部構造装着時．膜の露出があったにもかかわらず，十分な骨の再生が認められた．

■ 術後8年

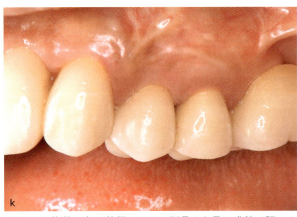
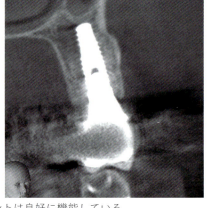

図2k, l　術後8年の状態．CBCT所見より骨の成熟が認められる．インプラントは良好に機能している．

ントは良好に機能している（図2k, l）．

　本症例では，十分に減張切開を加えたにもかかわらず，歯槽頂切開を歯槽頂の中央に加えたために，縫合時に頬側歯肉弁を口蓋側へ引っ張り込んだ際に，隣在歯頬側隅角部で歯肉弁へのテンションが強くかかり，歯肉の裂開につながったと考察される．本症例のような1歯欠損のGBRでは，歯槽頂切開を歯槽頂の中央ではなく，角化歯肉幅を考慮しつつ，できるだけ頬側寄り（隣在歯の頬側隅角部を結んだライン）に設定することが望ましい．これにより歯肉弁にかかるテンションを減じ，小さい歯肉弁への血液供給を確保することができるため，縫合部の歯肉裂開のリスクを少なくできると考えている．

第5章 併発症への対応 ～歯肉の裂開，膜の露出に対する考え方とその対処法～

症例2：角化歯肉内における歯肉裂開および膜露出への対処法②

■術前

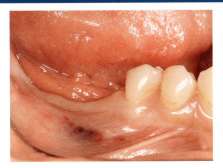
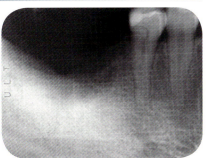

図3a, b 患者は下顎右側臼歯部欠損に対する固定式修復を希望して来院した．

■GBR，膜とカバースクリューの露出，二次手術時

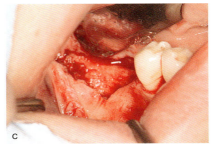
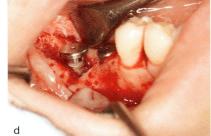
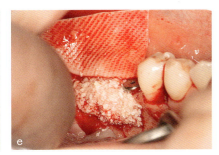
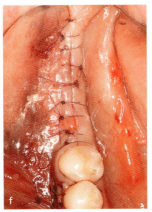
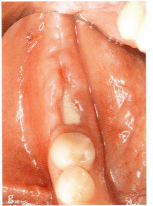
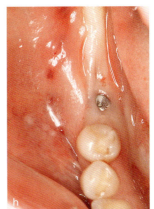
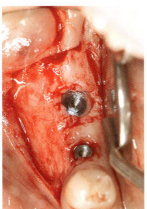

図3c～i 7̄, 6̄部に2本のインプラント埋入と遅延型吸収性膜を用いたGBRの同時手術を行った．減張切開が不十分で，歯肉弁縫合部にテンションが残存した（c～f）．術後1週の状態．歯肉の裂開および膜の露出が認められた（g）．術後6週の状態．上皮化は完了したが，6̄インプラントのカバースクリューが一部露出している（h）．GBR術後4か月に二次手術を行った．膜露出部のインプラント周囲には骨様組織の再生が認められた（i）．

■治療終了時

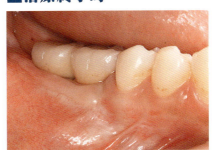
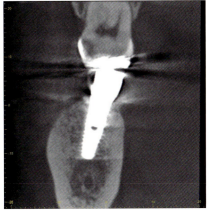
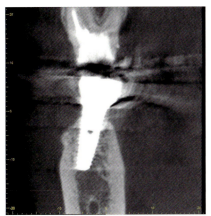

図3j～l 治療終了時の状態．膜露出にもかかわらず，十分な骨増大が確認され，良好な予後が期待できる（k：7̄，l：6̄）．

GBR

症例3：チタンスクリューピンの露出への対処法

■術前，GBR

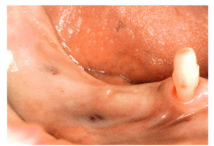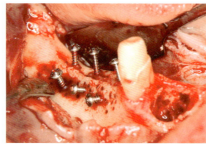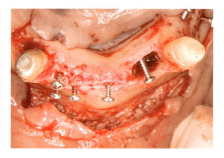
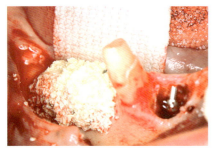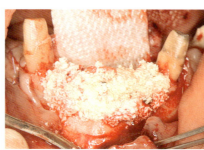

図4a 図4b 図4c
図4d 図4e

図4a〜e　患者は全顎的なインプラント治療を希望して来院した．先述の方法でチタンスクリューピンを用いたGBRを行った．

3　症例2：角化歯肉内に歯肉裂開および膜露出が生じた症例②

　患者は32歳，女性．下顎右側臼歯部欠損に対する固定式修復を希望して来院した（図3a）．通法に従い，7̲，6̲に2本のインプラント埋入と遅延型吸収性膜を用いたGBRの同時手術を行った（図3b〜f）．縫合時に減張切開の不足から，テンションフリーの一次閉鎖が得られず，術後1週目に歯肉の裂開および膜の露出が認められた（図3g）．

　抗生剤を3日間追加投与し，クロルヘキシジンによるうがいを励行するよう指示しながら，1回／週の割合で来院してもらい，露出部の洗浄を行った．通常，露出部に対して再縫合や歯周パック，シーネなどは行わない．術後2週目，3週目，4週目と徐々に露出した膜が吸収しながら，同時に上皮化が進み，術後6週で上皮化が完了したが，このとき，6̲インプラントのカバースクリューが一部露出した状態であった（図3h）．

　同時手術から4か月後に二次手術を行ったところ，膜露出部のインプラント周囲には骨様組織の再生が認められた（図3i）．治療終了時の状態では，十分な骨増大が確認され，良好な予後が期待できる（図3j〜l）．

4　症例3：チタンスクリューピンが露出した症例

　患者は65歳，女性．全顎的なインプラント治療を希望して来院した．下顎右側臼歯部は重度の歯周疾患により歯槽骨が著しく吸収し，水平的・垂直的にも顎堤が大きく欠損していたため，インプラント埋入に先立ち，広範囲のGBRが必要であった（図4a）．

　この患者は糖尿病を患っており，コントロールしていたが，HbA1cが6.5とやや高く，創傷の治癒不全，感染のリスクがあった．内科医の指示のもと，抗生剤の術直前投与を行い，静脈内鎮静下でチタンスクリューピンを用いたGBRを行った（図4b〜e）．

　術後は歯肉の裂開などの併発症などは起こらず，順調に経過したが，術後3か月ごろから歯肉の厚み

■ チタンスクリューピンの露出

図4f 術後4か月の状態.チタンスクリューピンが1本露出した.
図4g 浸潤麻酔をチタンスクリューピン周囲に奏効させ,歯肉弁を形成することなく,露出したチタンスクリューピンのみを除去した.
図4h チタンスクリューピン除去1週間後.歯肉の裂開は消失し,炎症,感染などは生じなかった.

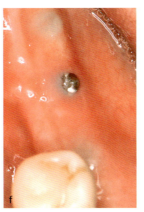
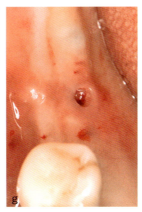
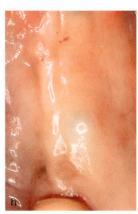

■ GBR後8か月

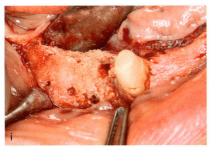
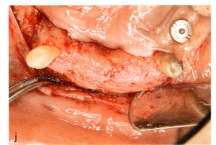
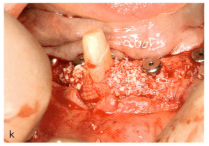

図4i〜k GBR後8か月でチタンスクリューピンが露出した部位の骨再生について評価した.質,量ともに他部位と遜色なかったため,インプラントを埋入した.

■ GBR後10年

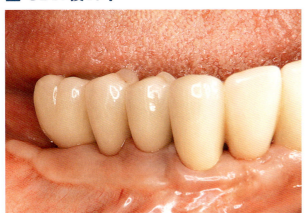
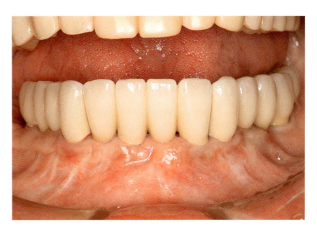

図4l｜図4m
図4n

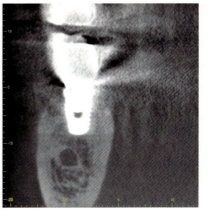

図4l〜n GBR後10年経過時の状態.インプラント周囲の歯肉は健康を維持している.チタンスクリューピンが露出した部位の骨の状態も安定しており,予後良好である.

GBR

症例 4：歯槽粘膜裂開への対処法

■術前，チタンスクリューピン植立

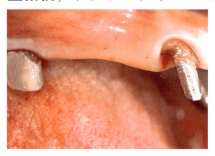 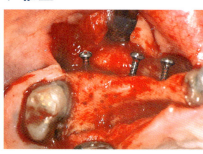

図 5 a, 図 5 b

図 5 a, b　患者は上顎右側臼歯部欠損による咀嚼障害を主訴に来院した(a). チタンスクリューピンを 3 本，水平方向に植立した(b).

■GBR，縫合

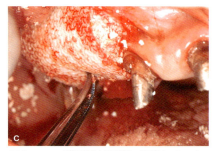 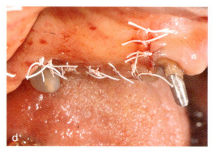 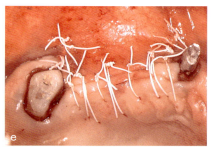

図 5 c〜e　縦切開が術野に近接していたことと填入した骨移植材の量が多すぎたことなどにより，歯肉弁を完全にテンションフリーにすることができなかった．

■GBR 後 1 か月

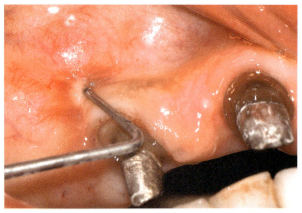

図 5 f　GBR 後 1 か月の状態．縦切開の粘膜部に瘻孔が残存した．瘻孔から排膿および滲出液がみられ，骨増大部の感染が疑われた．

■GBR 後 2 か月：再手術

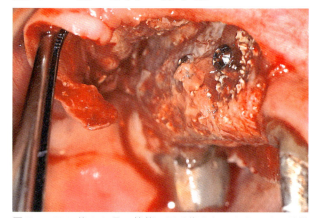

図 5 g　GBR 後 2 か月の状態．再手術を行ったところ，骨増大部近心側に感染がみられ，炎症性肉芽組織が認められた．

が薄くなり，術後 4 か月でチタンスクリューピンが 1 本露出した(図 4 f). そこで，浸潤麻酔をチタンスクリューピン周囲に奏効させ，歯肉弁を剥離することなく，露出したチタンスクリューピンのみを除去した(図 4 g).

1 週間後，歯肉の裂開は消失し，炎症，感染などは生じなかった(図 4 h). GBR 後 8 か月にチタンスクリューピンが露出した部位の骨再生について評価したところ，質，量ともに他部位と遜色なかったため，通法にしたがい，インプラント治療を行った(図 4 i〜k).

治療終了後 8 年(GBR 後 10 年)経過時の臨床および CBCT 所見では，良好な状態が維持されているのが確認できる(図 4 l〜n).

第5章 併発症への対応 ～歯肉の裂開，膜の露出に対する考え方とその対処法～

■感染部位の除去，インプラント埋入

図5h 感染部位の炎症性肉芽組織，膜，骨移植材およびチタンスクリューピンを除去した．感染部位は限局的で，周囲組織では骨様組織の再生が期待できる状態であった．
図5i 再手術後6か月で，マイナーGBRを併用しながら2本のインプラントを埋入した．

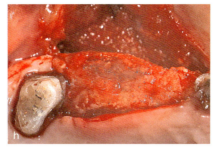
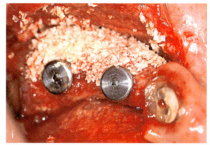

■治療終了時

図5j｜図5k

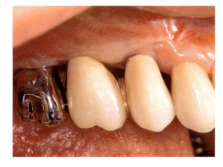
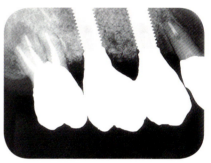

図5j, k 治療終了時の状態．

5 症例4：縦切開部の歯槽粘膜が裂開した症例

患者は54歳，女性．上顎右側臼歯部欠損による咀嚼障害を主訴に来院した（図5a）．喫煙の既往はなく，全身的にも特記事項はなかった．診査の結果，同部歯槽堤の水平性吸収を認めたため，水平的GBRを行い，骨増大を図った後にステージドアプローチでインプラントを埋入する計画を立案した．

歯肉弁を翻転し，減張切開を加えた後に，チタンスクリューピンを3本，水平方向に植立し，骨移植材を填入した（図5b, c）．しかし，近遠心部に加えた縦切開が術野に近接していたことと，填入した骨移植材の量が多すぎたことなどにより，歯肉弁を完全にテンションフリーにすることができなかった（図5d, e）．

術後2週の抜糸時に近心縦切開の根尖側部の歯槽粘膜に閉鎖不全が認められ，術後1か月時には瘻孔が残存した（図5f）．瘻孔からは排膿および滲出液がみられ，骨増大部の感染が疑われた．抗生剤の投与を延長しながら，1～2回／週ごとの術野洗浄を繰り返し，感染の拡大防止および瘻孔の消失を図ったが，改善を認めなかったため，術後2か月経過時に再手術を行った．歯肉弁を剥離したところ，骨増大部近心側に感染がみられ，炎症性肉芽組織が認められた（図5g）．

感染部位の炎症性肉芽組織，吸収性膜，骨移植材およびチタンスクリューピンを除去し，周囲組織を評価したところ，感染部位は限局的で，その他の大部分において，骨様組織の再生が期待できる状態であった（図5h）．

再手術後6か月の治癒期間をおいた後，マイナーGBRを併用しながら2本のインプラントを埋入した（図5i）．この際，先ほど行った水平的GBRによって，良質の骨様組織の再生が得られていることを確認した．その後，通法に従い，二次手術および上部構造の製作，装着を行った（図5j, k）．

現在，上部構造装着後11年（GBR後12年）が経過しているが，インプラント周囲組織は良好に維持され，骨レベルも安定している（図5l～o）．

遅延型吸収性膜は生体親和性が高く，歯肉が裂開

G B R

■ 術後11年（GBR 後12年）

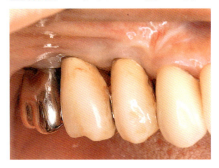
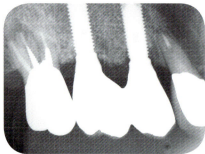

図5 l　図5 m

図5 l, m　上部構造装着11年（GBR 後12年）の状態．インプラント周囲組織は良好に維持され，骨レベルも安定している．

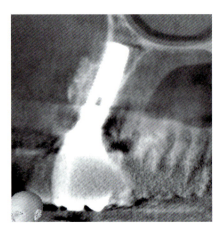
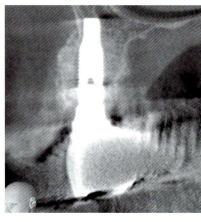

図5 n　図5 o

図5 n, o　上部構造装着後11年（GBR 後12年）の CBCT 所見．感染が生じた部位も骨の再生が認められ，良好な状態が維持されている（n：5，o：6）．

表1　遅延型吸収性膜を用いた GBR における歯肉裂開への対処法．

歯肉裂開への対応
- 角化歯肉内：通常どおりの対応．露出した膜が吸収しながら上皮化が進み，数週間で閉鎖する（閉鎖せずにカバースクリューの露出が残っても問題ない）
- 歯槽粘膜内：1回／週以上の洗浄と抗生剤の延長投与を行い，裂開の閉鎖を図る．閉鎖しなければ感染部の除去手術を行う

して，膜が露出した場合でも，適切な術後管理により骨の再生が期待でき，非吸収性膜や従来の吸収性コラーゲン膜に比べ，良好な結果が得られることが多い．

とくに，歯肉の裂開が角化歯肉内に限局している場合は，ほとんど骨増大量を減少することなく，良好に治癒することが期待できるため，遅延型吸収性膜とチタンスクリューピンを用いる本法は，安全性の高い術式であると言える（表1）．

しかし，GBR を行う場合は，歯肉の裂開や膜露出などを生じさせない姿勢で臨むべきであり，適応症の選択（患者選択，術部の評価など）と的確な目標設定，適切なフラップデザイン，精確な外科手技（フラップの扱い，減張切開，縫合など），そして徹底した術後管理など外科処置の基本が重要であることは言うまでもない．

図解！　遅延型吸収性膜を用いた安全安心GBR

第6章 長期症例
～経過の長い3症例から学んだこと～

- 096　**1** 遅延型吸収性膜を用いたGBRによる長期症例
- 096　**2** 症例1：術後から12年（GBR後13年）が経過した症例
- 098　**3** 症例2：術後から12年（GBR後14年）が経過した症例
- 102　**4** 症例3：術後から10年（GBR後11年）が経過した症例
- 106　**5** さらなる"Longevity"をめざして

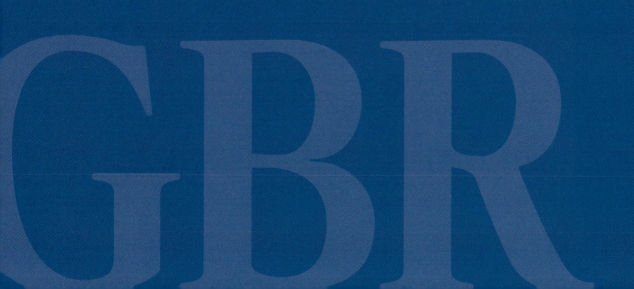

GBR

症例1：術後から12年（GBR後13年）が経過した症例

■初診時，抜歯，術前

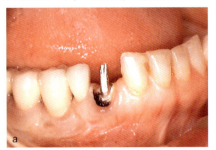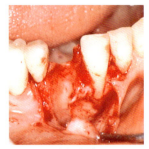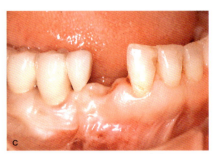

図1a〜c　初診時の口腔内写真．3に歯根破折が認められた（a）．3を抜歯したところ，唇側骨が大きく喪失していた（b）．抜歯後2か月で上皮化が得られたところで，インプラント埋入とGBRを計画した（c）．

■インプラント埋入，GBR

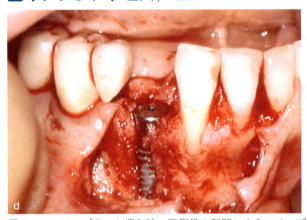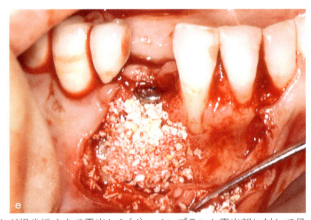

図1d, e　インプラント埋入時．唇側骨の裂開により，インプラントが根尖近くまで露出した（d）．インプラント露出部に対して骨移植材を填入した（e）．

1 遅延型吸収性膜を用いたGBRによる長期症例

　前章まで紹介したように遅延型吸収性膜を用いたGBRは安全かつ確実に十分な骨増大を獲得できる有効な術式であるが，本法はまだ臨床に応用されてから日が浅く，長期症例もあまり報告されていない．筆者は十数年前から本法を用いてさまざまな骨欠損に対して歯槽堤増大術を行っており，10年以上良好に経過している症例も数多く経験している．

　本章では，まとめとして長期症例を供覧しながら，造成骨の長期安定性を評価し，遅延型吸収性膜を用いたGBRの課題や将来の展望について考察したい．

2 症例1：術後から12年（GBR後13年）が経過した症例

　患者は55歳，女性．3の違和感を主訴に来院した（図1a）．診査の結果，歯根破折が認められたため，抜歯を行い（図1b），抜歯から2か月後にインプラント埋入およびGBRを行うこととした（図1c）．

　歯肉弁を剥離し，抜歯窩を掻爬したところ，唇側骨が大きく裂開しており，埋入したインプラントが根尖近くまで露出した（図1d）．

　前述のとおり，インプラント露出部に対して骨移植材を填入し（図1e），遅延型吸収性膜を設置した

第6章 長期症例 〜経過の長い3症例から学んだこと〜

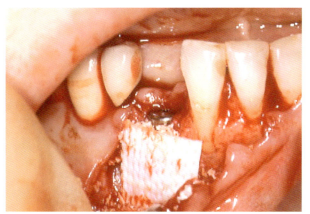

図1f 遅延型吸収性膜で骨移植材を被覆した．

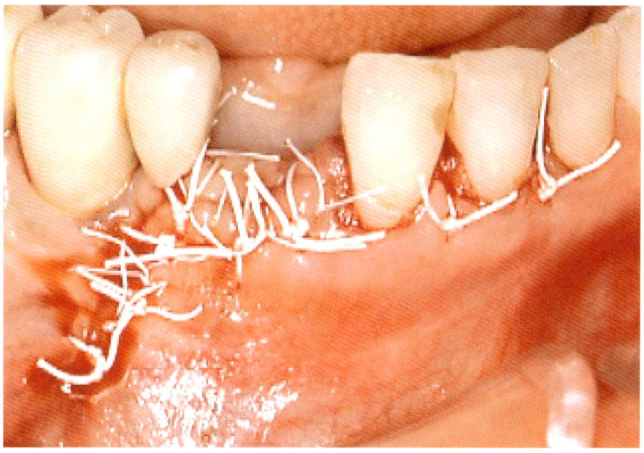

図1g テンションフリーの状態で単純縫合を用いて一次閉鎖した．

■二次手術時

■治療終了時

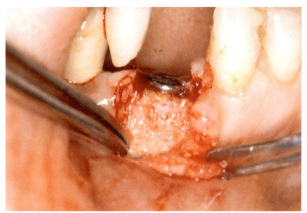
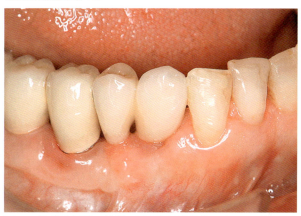

図1h GBR後4か月の状態．十分な骨の再生が得られた．

図1i 治療終了時の状態．周囲組織と調和したインプラント修復が行えた．

■術後12年（GBR後13年）

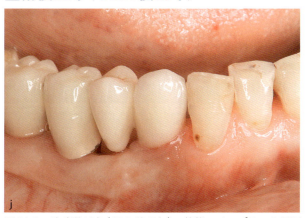

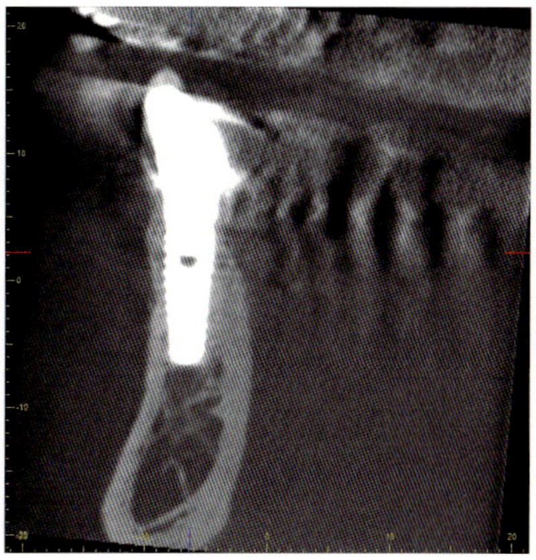

図1j, k 治療後12年（GBR後13年）の状態．インプラント周囲の歯肉および骨は安定しており，良好な予後が得られている．

後に（図1f），歯肉弁を縫合した（図1g）．

術後4か月で二次手術を行い，吸収性膜を除去したところ，露出していたインプラント周囲には十分な骨の再生を認めた（図1h）．その後，通法に従い，上部構造を製作した（図1i）．

現在，治療後12年（GBR後13年）が経過しているが，良好な予後を辿っている（図1j, k）．

図解！ 遅延型吸収性膜を用いた安全安心GBR 097

GBR

症例2：術後から12年（GBR後14年）が経過した症例

■初診時

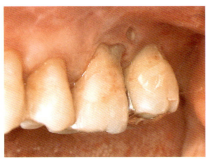
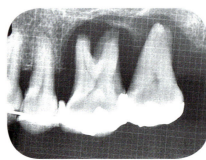

図2a 図2b

図2a, b 初診時の口腔内およびデンタルエックス線写真．上顎左側大臼歯部の動揺および咬合痛を主訴に来院した．|6，|7には根尖を越える骨吸収が認められ，両歯とも保存不可能と判断した．

■抜歯後8か月

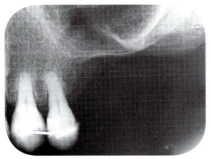
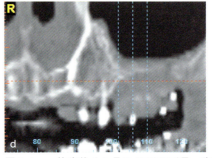
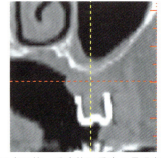

図2c 抜歯後8か月のデンタルエックス線所見．重度の骨吸収が認められる．

図2d, e 抜歯後8か月のCBCT所見．歯槽堤は水平的・垂直的に重度の骨吸収を生じており，上顎洞までの距離は1mm程度しかない状態であった．さらに，歯槽堤の形態は平坦で，ボーンハウジングがなく，骨増大にとって不利な条件であった．上顎洞の形態は隔壁などはみられず単純で，上顎洞粘膜の肥厚，感染などもみられなかった．また，上顎洞側壁の骨の厚みは約1mmと薄く，術野付近に後上歯槽動脈の走行は認められなかった．

3 症例2：術後から12年（GBR後14年）が経過した症例

患者は初診時61歳，女性．上顎左側大臼歯部の動揺および咬合痛を主訴に来院した．口腔内診査およびデンタルエックス線診査により，|6，|7は根尖を越える骨吸収をともなう重度歯周病と診断し，両歯とも保存不可能と判断した（図2a, b）．患者は全身的な健康状態に問題はなく，喫煙の既往もなかった．同部を抜歯し，抜歯窩の掻爬を徹底的に行ったところ，頬舌側の骨壁がほとんど失われていた．抜歯後の治癒を待つあいだに歯周基本治療として，口腔衛生指導と全顎的なスケーリング・ルートプレーニングを行い，残存歯の保存に努めた．

抜歯後8か月に同部のCBCTおよびデンタルエックス線撮影を行い，歯槽堤の形態，骨吸収の程度，上顎洞との距離，上顎洞の状態などを診査した（図2c〜e）．その結果，歯槽堤は水平的・垂直的に重度の骨吸収を生じており，上顎洞までの距離は1mm程度しかない状態であった．さらに，歯槽堤の形態は平坦で，ボーンハウジングがなく，骨増大にとって不利な条件であった．しかし，上顎洞の形態は隔壁などはみられず単純で，上顎洞粘膜の肥厚，感染等もみられなかった．また，上顎洞側壁の骨の厚みは約1mmと薄く，術野付近に後上歯槽動脈の走行は認められなかった．

以上の診査の結果，上顎左側大臼歯部に適切な長さのインプラントを埋入し，歯冠－インプラント比の良好なインプラント修復を行うためには上顎洞底挙上術だけでなく，約5mmの垂直的な骨増大が必要であると判断した．

第6章 長期症例 ～経過の長い3症例から学んだこと～

■術前

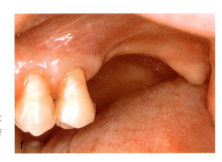

図2f 術前の口腔内．歯槽堤は大きく陥凹し，水平的・垂直的欠損が著しい．適切な長さのインプラントを埋入し，歯冠‐インプラント比の良好なインプラント修復を行うためには上顎洞底挙上術だけでなく，垂直的な骨増大が必要である．

■GBR，上顎洞底挙上術

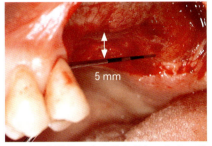
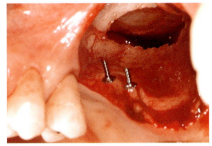
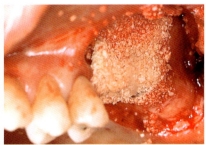

図2g 歯槽堤は水平的な吸収に加え，垂直的に約5mmの骨喪失がみられたが，|5遠心部および上顎結節部の骨レベルが高かったので，両者を結んだラインまでは骨増大（垂直的に約5mmの増大）が可能と判断した（矢印）．

図2h 上顎洞側壁を開窓し，上顎洞粘膜を破らないように慎重に挙上した後に，2本のチタンスクリューピンを歯槽頂上に歯冠側方向へ5mm突出させて植立した．

図2i 上顎洞内および歯槽頂上に骨移植材を填入した．

図2j｜図2k

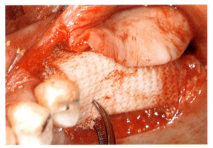
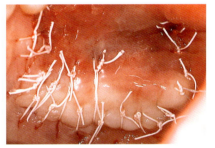

図2j 吸収性膜で骨移植材を完全に被覆した．膜をピンなどで固定しない．
図2k Gore-Tex®（CV-5）を用いたマットレス縫合と単純縫合により歯肉弁の一次閉鎖を図った．

1）上顎左側大臼歯部の水平的・垂直的GBR

抜歯後9か月に上顎左側大臼歯部の欠損部歯槽堤に対して，水平的・垂直的GBRと側壁開窓法による上顎洞底挙上術を施術した（図2f）．静脈内鎮静下で局所麻酔を行った後，歯槽頂よりも口蓋側にベベルをつけた切開を入れ，頬側へ全層弁を剥離，翻転した．

縦切開は術野の直近に入れ（現在は術野から1歯以上離し，縦切開を入れている），|5の角化歯肉が喪失しないようにした．頬側歯肉弁の内面のMGJより根尖側の位置に十分な減張切開を加え，歯肉弁の伸展性を獲得し，テンションフリーで|5の歯冠を覆う程度にまで歯肉弁を移動できるようにした．

診査のとおり，歯槽堤は水平的な吸収に加え，垂直的に約5mmの骨喪失がみられたが，|5遠心部および上顎結節部の骨レベルが高かったので，両者を結んだラインまでは骨増大（垂直的に約5mmの増大）が可能と判断した（図2g）．上顎洞側壁を開窓し，上顎洞粘膜を破らないように慎重に剥離，挙上した後に，2本のチタンスクリューピンを歯槽頂上に歯冠側方向へ5mm突出させて植立した（図2h）．上顎洞内および歯槽頂上に骨移植材を填入した後（図2i），吸収性膜で骨移植材を完全に被覆し（図2j），Gore-Tex®縫合糸（CV-5）を用いてマットレス縫合と単純縫合（現在は吸収性縫合糸を用いた単純縫合のみを行っている）を行い，歯肉弁の一次閉鎖を図った

GBR

■ GBR後

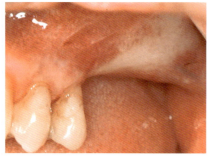
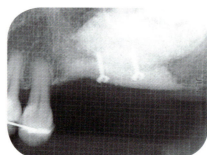

図2l 図2m

図2l, m 術後は歯肉弁の裂開，膜の露出などの併発症は生じず，順調に治癒した．

■ インプラント埋入

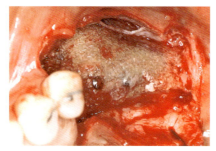
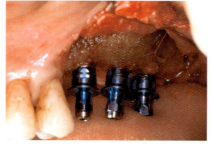

図2n 図2o

図2n GBR後1年の状態．量，質ともに十分な骨様組織の再生が認められ，インプラントを適切に埋入できる三次元的形態が得られていた．
図2o GBR時に植立した2本のチタンスクリューピンを除去し，インプラントを3本埋入した．

■ 二次手術時

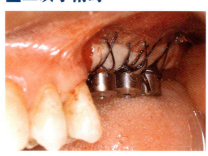
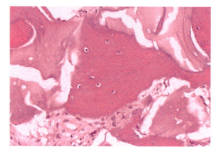

図2p 図2q

図2p インプラント二次手術時にインプラント周囲の清掃性，抵抗性の向上を目的にFGGを施術した．
図2q 二次手術時に再生した骨様組織を採取して組織学的評価を行った．骨移植材の残存が認められるものの，骨小腔の中に骨細胞がみられ，新生骨の形成が認められた．

（図2k）．術後は歯肉弁の裂開，膜の露出などの併発症は生じず，順調に治癒した（図2l, m）．

GBR後約1年で，インプラントの埋入手術を行った．この際，量，質ともに十分な骨様組織の再生が認められ，インプラントを適切に埋入できる三次元的形態が得られていた（図2n）．GBR時に植立した2本のチタンスクリューピンを除去し，インプラントを3本埋入した（図2o）．インプラント一次手術から6か月経過後に二次手術を行い，インプラント周囲の清掃性，抵抗性の向上を目的にFGGを施術して，角化歯肉を獲得した（図2p）．

その際，再生した骨様組織を採取して組織学的評価を行ったところ，骨移植材の残存が認められるものの，骨小腔の中に骨細胞がみられ，新生骨の形成が認められた（図2q）．その後，創傷治癒を十分待った後に上部構造の製作，装着を行った．水平的・垂直的に十分な骨増大が得られたことにより，適切な歯冠-インプラント比が付与でき，周囲組織と調和した修復を行うことができた（図2r）．術後のデンタルエックス線所見より，骨の平坦化が図られ，骨レベルの連続性が得られていることがわかる（図2s）．

2）予後

上部構造装着後，3か月ごとのメインテナンスを行っているが，同部において，インプラント周囲組織の炎症，骨吸収の発症，上部構造の破折，脱離など，とくに問題は生じず12年間良好に経過した（図2t, u）．

治療終了後12年（GBR術後14年）経過時のCBCT所見では，水平的・垂直的GBRにより増大した骨は安定しており，歯槽堤の形態が大きく改善してい

第6章 長期症例 〜経過の長い3症例から学んだこと〜

■治療終了時

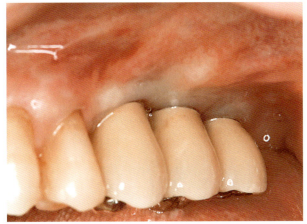

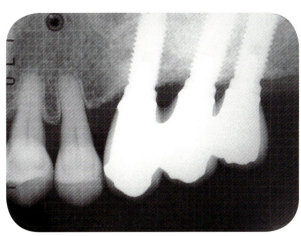

図2r 術後の口腔内写真．水平的・垂直的に十分な骨増大が得られたことにより，適切な歯冠形態が付与でき，周囲組織と調和した修復を行うことができた．

図2s 術後のデンタルエックス線写真．骨の平坦化が図られ，骨レベルの連続性が獲得できた．また，良好な歯冠‐インプラント比も得られている．

■術後12年（GBR後14年）

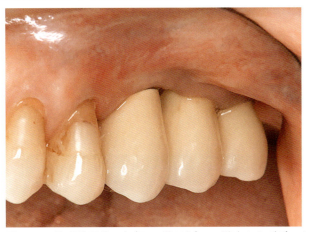

図2t, u 治療終了後12年（GBR後14年）の口腔内およびデンタルエックス線写真．インプラント周囲組織の炎症，骨吸収，上部構造の破折，脱離などの問題は生じず，良好に経過している．

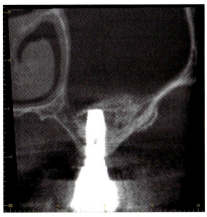
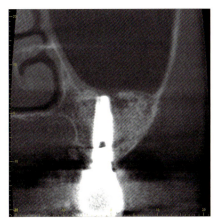
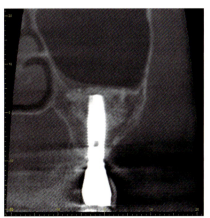

図2v〜x 治療終了後12年（GBR後14年）のCBCT所見．水平的・垂直的GBRにより増大した骨は安定しており，歯槽堤の形態が大きく改善している．これらのインプラントの大部分が再生した骨により支持されている．

ることが確認できる（図2v〜x）．これらのインプラントはほとんど再生した骨により支持されているが，良好なオッセオインテグレーションが維持されており，機能の回復に大きく寄与したといえる．

今後も定期的に経過観察を続け，長期的安定を目指す予定である．

GBR

症例3：術後から10年（GBR後11年）が経過した症例

■初診時

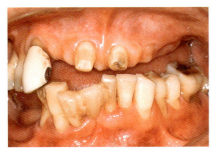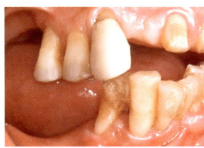

図3a 図3b

図3a, b　初診時の口腔内写真．下顎右側には多数歯欠損が認められ，歯槽堤の吸収も著明であった．

■術前

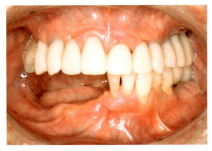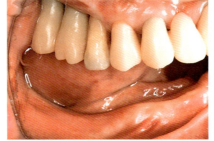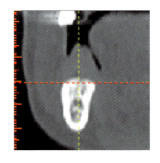

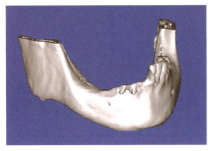

図3c 図3d 図3e
図3f

図3c〜f　CBCT所見および3D画像評価から，骨量が不足し，約2〜3mmの垂直的骨増大が必要であった．

4　症例3：術後から10年（GBR後11年）が経過した症例

　患者は初診時58歳，男性．咀嚼障害を主訴に来院した（図3a）．下顎右側には多数歯欠損が認められ，歯槽堤の吸収も著明であった（図3b）．歯周基本治療を行った後に（図3c, d），同部のCBCT検査および3D画像評価を行ったところ，骨量が不足し，約2〜3mmの垂直的骨増大が必要であったが（図3e, f），根尖部の残存骨によりインプラントの初期固定が得られると判断し，垂直的GBRとインプラント埋入を同時に施術することを計画した．

　下歯槽管，オトガイ神経に注意しながら，予定の長さより2〜3mm短いインプラントホールを形成し，歯槽頂から2〜3mm程度インプラントが突き出るように埋入した（図3g, h）．埋入した直径4mmのインプラント体より大きいサイズ（6mm）のカバースクリューを装着し，インプラント自体を垂直的および水平的骨増大のためのスペース確保の支柱として利用した（図3i）．露出したインプラント周囲に十分な骨移植材を填入し（垂直的：カバースクリューを覆う程度，水平的：インプラントの外側に約2mm），遅延型吸収性膜でカバーした（図3j）．十分な減張切開

■インプラント埋入 図3g 図3h

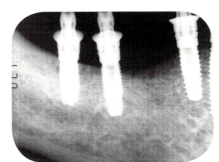
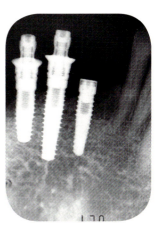

図3g, h　歯槽頂から2～3mm程度インプラントが突き出るように埋入した．

■GBR

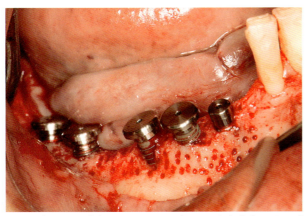

図3i　埋入した直径4mmのインプラントより大きいサイズ（6mm）のカバースクリューを装着し，インプラント自体を水平的・垂直的骨増大のためのスペース確保の支柱として利用した．

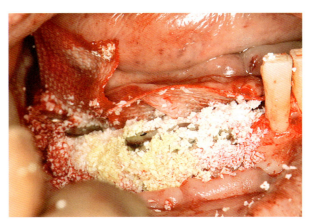

図3j　露出したインプラント周囲に十分な骨移植材を填入し，吸収性膜でカバーした．

と切開面どうしを元の状態に合わせる正確な単純縫合により，隣接歯の角化歯肉の保存を図った（図3k, l）．術後の併発症はなく，GBR後6か月で二次手術を行った．

　隣接歯および欠損部の角化歯肉は術前の状態と比べてほとんど変わらず，温存されているのがわかる（図3m）．歯槽堤の形態異常が重篤な場合は，骨吸収のみならず角化歯肉の喪失も著しく，GBR時に可及的に角化歯肉の保存を図っても，二次手術時にFGGによる角化歯肉の増大が必要になることが多いかもしれないが，隣接歯や歯槽頂部の角化歯肉の温存はFGGの範囲を小さくすることができ，患者への侵襲を軽減できる効果がある．

　歯肉弁を剥離したところ，水平的・垂直的に骨増大が認められ，インプラント周囲には骨組織が再生していた（図3n, o）．頬側はAPFとFGG，舌側は歯槽頂部の角化歯肉を利用して，APFを行い，インプラント周囲に角化歯肉の獲得を狙った（図3p, q）．二次手術から4か月後に通法に従って補綴治療を行い，最終補綴装置を装着した（図3r～u）．

　現在，術後10年（GBR後11年）経過しているが，健康な状態を維持している（図3v～y）．

■縫合

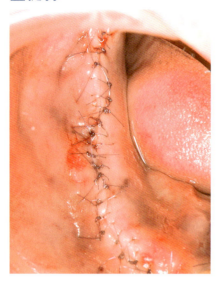
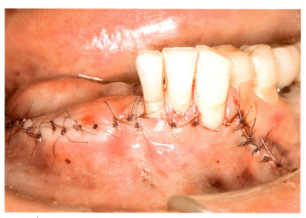

図3k｜図3l

図3k, l 十分な減張切開と切開面どうしを元の状態に合わせる正確な単純縫合により，術部および隣接歯の角化歯肉の保存を図った．

■術後2か月

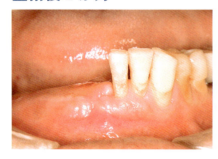

図3m 術後2か月の状態．隣接歯および欠損部の角化歯肉は術前の状態と比べてほとんど変わらず，温存されている．

■二次手術時

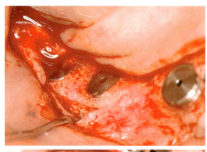
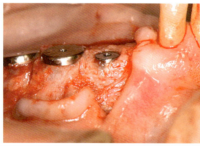

図3n｜図3o

図3n, o 水平的・垂直的に骨増大が認められ，インプラント周囲には骨様組織が再生していた．

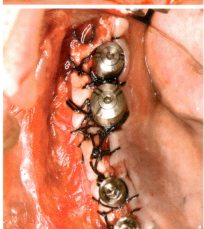
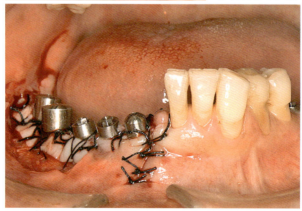

図3p｜図3q

図3p, q インプラント周囲の角化歯肉の獲得を目的に，頬側にはAPFとFGG，舌側にはAPFを行った．

第6章　長期症例 〜経過の長い3症例から学んだこと〜

■治療終了時

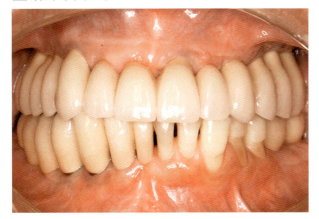
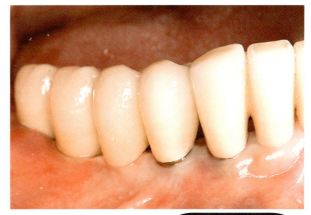

図3r	図3s
図3t	図3u

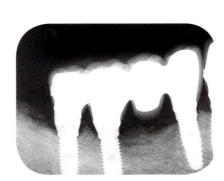
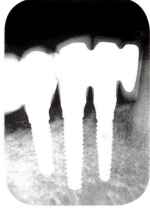

図3r〜u　二次手術から4か月後，通法に従って補綴治療を行い，上部構造を装着した．

■術後10年（GBR後11年）

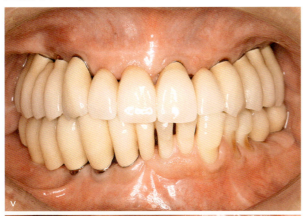
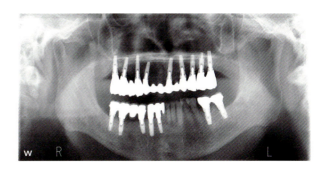

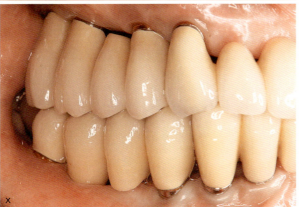
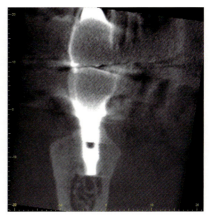

図3v〜y　術後10年（GBR後11年）の状態．インプラント周囲骨は安定しており，健康な状態を維持している．

G B R

5 さらなる"Longevity"をめざして

遅延型吸収性コラーゲン膜を用いた GBR はまだ歴史が浅く，多くの長期症例が報告されているわけではないが，筆者の臨床で得られた治療結果の限りにおいては，増大した骨組織は10年以上，骨吸収や形態変化などの問題をほとんど生じずに，健康で安定した状態を維持しており，遅延型吸収性膜を用いた骨増大をともなうインプラント治療の長期予後を期待させる結果が得られている．

今後も注意深い経過観察を続け，術後20年，30年と，さらに良好な予後を追うことができれば幸いである．

遅延型吸収性膜を用いた GBR のまとめ

● スペースメイキングを適切に行えば，多くのケースにおいて遅延型吸収性膜を用いた GBR により十分な骨増大が可能である（裂開，開窓，水平，垂直）

● 遅延型吸収性膜とチタンスクリューピンを用いた GBR は術式が比較的容易で安全である（患者・術者の負担少）

● 術後の疼痛，腫脹などの不快症状が少ない

● 歯肉の裂開にともなう膜の露出が起こりにくい

● 膜が露出しても，感染のコントロールにより歯肉の裂開の閉鎖が期待できる場合が多い（粘膜での裂開は要注意）

● 広範囲なフラップデザインを避けることができ，角化歯肉の喪失を最小限にできる場合がある（ただし，縦切開は術部から１歯以上離す）

● 縫合を工夫することで術部および隣接歯の角化歯肉の喪失を防ぐことができる

● 本術式により造成された骨は長期的に安定し，インプラント治療の永続性に貢献する

図解！　遅延型吸収性膜を用いた安全安心GBR

資　料　**参考文献**

GBR

1. Jovanovic SA, Kenney EB, Carranza FA Jr, Donath K. The regenerative potential of plaque - induced peri - implant bone defects treated by a submerged membrane technique : an experimental study. Int J Oral Maxillofac Implants 1993 ; 8(1) : 13 - 18.

2. Jovanovic SA, Nevins M. Bone formation utilizing titanium-reinforced barrier membranes. Int J Periodontics Restorative Dent 1995 ; 15(1) : 56 - 69.

3. Dahlin C, Andersson L, Linde A. Bone augmentation at fenestrated implants by an osteopromotive membrane technique. A controlled clinical study. Clin Oral Implants Res 1991 ; 2(4) : 159 - 165.

4. Mordenfeld A, Johansson CB, Albrektsson T, Hallman M. A randomized and controlled clinical trial of two different compositions of deproteinized bovine bone and autogenous bone used for lateral ridge augmentation. Clin Oral Implants Res 2014 ; 25(3) : 310 - 320.

5. Assenza B, Piattelli M, Scarano A, Lezzi G, Petrone G, Piattelli A. Localized ridge augmentation using titanium micromesh. J Oral Implantol 2001 ; 27(6) : 287 - 292.

6. Esposito M, Grusovin MG, Coulthard P, Worthington HV. The efficacy of various bone augmentation procedures for dental implants : a Cochrane systematic review of randomized controlled clinical trials. Int J Oral Maxillofac Implants 2006 ; 21(5) : 696 - 710.

7. Esposito M, Grusovin MG, Felice P, Karatzopoulos G, Worthington HV, Coulthard P. The efficacy of horizontal and vertical bone augmentation procedures for dental implants-a Cochrane systematic review. Eur J Oral Implantol 2009 ; 2(3) : 167 - 184.

8. Hämmerle CH, Karring T. Guided bone regeneration at oral implant sites. Periodontol 2000 1998 ; 17 : 151 - 175.

9. McAllister BS, Haghighat K. Bone augmentation techniques. J Periodontol 2007 ; 78(3) : 377 - 396.

10. Canullo L, Malagnino VA. Vertical ridge augmentation around implants by e-PTFE titanium-reinforced membrane and bovine bone matrix : a 24 to 54-month study of 10 consecutive cases. Int J Oral Maxillofac Implants 2008 ; 23(5) : 858 - 866.

11. Urban IA, Jovanovic SA, Lozada JL. Vertical ridge augmentation using guided bone regeneration (GBR) in three clinical scenarios prior to implant placement : a retrospective study of 35 patients 12 to 72 months after loading. Int J Oral Maxillofac Implants 2009 ; 24(3) : 502 - 510.

12. Roccuzzo M, Savoini M, Dalmasso P, Ramieri G. Long-term outcomes of implants placed after vertical alveolar ridge augmentation in partially edentulous patients : a 10-year prospective clinical study. Clin Oral Implants Res 2017 ; 28(10) : 1204 - 1210.

13. Keestra JA, Barry O, Jong Ld, Wahl G. Long-term effects of vertical bone augmentation: a systematic review. J Appl Oral Sci 2016 ; 24(1) : 3 - 17.

14. Simion M, Fontana F, Rasperini G, Maiorana C. Long - term evaluation of osseointegrated implants placed in sites augmented with sinus floor elevation associated with vertical ridge augmentation: a retrospective study of 38 consecutive implants with 1 - to 7 - year follow - up. Int J Periodontics Restorative Dent 2004 ; 24(3) : 208 - 221.

15. Simion M, Trisi P, Piattelli A. Vertical ridge augmentation using a membrane technique associated with osseointegrated implants. Int J Periodontics Restorative Dent 1994 ; 14(6) : 496 - 511.

16. Tinti C, Parma - Benfenati S, Polizzi G. Vertical ridge augmentation : what is the limit? Int J Periodontics Restorative Dent 1996 ; 16(3) : 220 - 229.

17. Simion M, Jovanovic SA, Tinti C, Benfenati SP. Long - term evaluation of osseointegrated implants inserted at the time or after vertical ridge augmentation. A retrospective study on 123 implants with 1 - 5 year follow - up. Clin Oral Implants Res 2001 ; 12(1) : 35 - 45.

18. Simion M, Jovanovic SA, Trisi P, Scarano A, Piattelli A. Vertical ridge augmentation around dental implants using a membrane technique and autogenous bone or allografts in humans. Int J Periodontics Restorative Dent 1998 ; 18(1) : 8 - 23.

19. Llambés F, Silvestre FJ, Caffesse R. Vertical guided bone regeneration with bioabsorbable barriers. J Periodontol 2007 ; 78(10) : 2036 - 2042.

20. Proussaefs P, Lozada J. The use of resorbable collagen membrane in conjunction with autogenous bone graft and inorganic bovine mineral for buccal/labial alveolar ridge augmentation : a pilot study. J Prosthet Dent 2003 ; 90(6) : 530 - 538.

21. Urban IA, Nagursky H, Lozada JL. Horizontal ridge augmentation with a resorbable membrane and particulated autogenous bone with or without anorganic bovine bone - derived mineral: a prospective case series in 22 patients. Int J Oral Maxillofac Implants 2011 ; 26(2) : 404 - 414.

22. Urban IA, Nagursky H, Lozada JL, Nagy K. Horizontal ridge augmentation with a collagen membrane and a combination of particulated autogenous bone and anorganic bovine bone - derived mineral: a prospective case series in 25 patients. Int J Periodontics Restorative Dent 2013 ; 33(3) : 299 - 307.

23. Friedmann A, Strietzel FP, Maretzki B, Pitaru S, Bernimoulin JP. Observations on a new collagen barrier membrane in 16 consecutively treated patients. Clinical and histological findings. J Periodontol 2001 ; 72(11) : 1616 - 1623.

24. Moses O, Pitaru S, Artzi Z, Nemcovsky CE. Healing of dehiscence-type defects in implants placed together with different barrier membranes : a comparative clinical study. Clin Oral Implants Res 2005 ; 16(2) : 210 - 219.

25. Zubery Y, Goldlust A, Alves A, Nir E. Ossification of a novel cross-linked porcine collagen barrier in guided bone regeneration in dogs. J Periodontol 2007 ; 78(1) : 112 - 121.

26. Rothamel D, Schwarz F, Sager M, Herten M, Sculean A, Becker J. Biodegradation of differently cross - linked collagen membranes : an experimental study in the rat. Clin Oral Implants Res 2005 ; 16(3) : 369 - 378.

27. Klinger A, Asad R, Shapira L, Zubery Y. In vivo degradation of collagen barrier membranes exposed to the oral cavity. Clin Oral Implants Res 2010 ; 21(8) : 873 - 876.

28. Friedmann A, Strietzel FP, Maretzki B, Pitaru S, Bernimoulin JP. Histological assessment of augmented jaw bone utilizing a new collagen barrier membrane compared to a standard barrier membrane to protect a granular bone substitute material. Clin Oral Implants Res 2002 ; 13(6) : 587 - 594.

29. Friedmann A, Dard M, Kleber BM, Bernimoulin JP, Bosshardt DD. Ridge augmentation and maxillary sinus grafting with a biphasic calcium phosphate : histologic and histomorphometric observations. Clin Oral Implants Res 2009 ; 20(7) : 708 - 714.

30. Di Stefano DA, Greco GB, Cinci L, Pieri L. Horizontal-guided Bone Regeneration using a Titanium Mesh and an Equine Bone Graft. J Contemp Dent Pract 2015 ; 16(2) : 154 - 162.

31. Roccuzzo M, Ramieri G, Spada MC, Bianchi SD, Berrone S. Vertical alveolar ridge augmentation by means of a titanium mesh and autogenous bone grafts. Clin Oral Implants Res 2004 ; 15(1) : 73 - 81.

32. Louis PJ, Gutta R, Said - Al - Naief N, Bartolucci AA. Reconstruction of the maxilla and mandible with particulate bone graft and titanium mesh for implant placement. J Oral Maxillofac Surg 2008 ; 66(2) : 235 - 245.

33. Corinaldesi G, Pieri F, Sapigni L, Marchetti C. Evaluation of survival and success rates of dental implants placed at the time of or after alveolar ridge augmentation with an autogenous mandibular bone graft and titanium mesh: a 3- to 8-year retrospective study. Int J Oral Maxillofac Implants 2009 ; 24(6) : 1119 - 1128.

34. Degidi M, Scarano A, Piattelli A. Regeneration of the alveolar crest using titanium micromesh with autologous bone and a resorbable membrane. J Oral Implantol 2003 ; 29(2) : 86 - 90.

35. Papapanou PN, Wennström JL. The angular bony defect as indicator of further alveolar bone loss. J Clin Periodontol 1991 ; 18(5) : 317 - 322.

36. Grunder U, Gracis S, Capelli M. Influence of the 3-D bone-to-implant relationship on esthetics. Int J Periodontics Restorative Dent 2005 ; 25(2) : 113 - 119.

37. Ericsson I, Nilner K, Klinge B, Glantz PO. Radiographical and histological characteristics of submerged and nonsubmerged titanium implants. An experimental study in the Labrador dog. Clin Oral Implants Res 1996 ; 7(1) : 20 - 26.

38. London RM. The esthetic effects of implant platform selection. Compend Contin Educ Dent 2001 ; 22(8) : 675 - 682.

39. Monje A, Pommer B. The Concept of Platform Switching to Preserve Peri-implant Bone Level : Assessment of Methodologic Quality of Systematic Reviews. Int J Oral Maxillofac Implants 2015 ; 30(5) : 1084 - 1092.

40. Linkevicius T, Apse P, Grybauskas S, Puisys A. The influence of soft tissue thickness on crestal bone changes around implants : a 1-year prospective controlled clinical trial. Int J Oral Maxillofac Implants 2009 ; 24(4) : 712-719.

41. Nobuto T, Yanagihara K, Teranishi Y, Minamibayashi S, Imai H, Yamaoka A. Periosteal microvasculature in the dog alveolar process. J Periodontol 1989 ; 60(12) : 709-715.

42. Nobuto T, Suwa F, Kono T, Taguchi Y, Takahashi T, Kanemura N, Terada S, Imai H. Microvascular response in the periosteum following mucoperiosteal flap surgery in dogs : angiogenesis and bone resorption and formation. J Periodontol 2005 ; 76(8) : 1346-1353.

43. Cucchi A, Vignudelli E, Napolitano A, Marchetti C, Corinaldesi G. Evaluation of complication rates and vertical bone gain after guided bone regeneration with non-resorbable membranes versus titanium meshes and resorbable membranes. A randomized clinical trial. Clin Implant Dent Relat Res 2017 ; 19(5) : 821-832.

44. Salama H, Salama MA, Garber D, Adar P. The interproximal height of bone : a guidepost to predictable aesthetic strategies and soft tissue contours in anterior tooth replacement. Pract Periodontics Aesthet Dent 1998 ; 10(9) : 1131-1141.

45. Simion M, Misitano U, Gionso L, Salvato A. Treatment of dehiscences and fenestrations around dental implants using resorbable and nonresorbable membranes associated with bone autografts : a comparative clinical study. Int J Oral Maxillofac Implants 1997 ; 12(2) : 159-167.

46. Zitzmann NU, Naef R, Schärer P. Resorbable versus nonresorbable membranes in combination with Bio-Oss for guided bone regeneration. Int J Oral Maxillofac Implants 1997 ; 12(6) : 844-852.

47. Hockers T, Abensur D, Valentini P, Legrand R, Hammerle CH. The combined use of bioresorbable membranes and xenografts or autografts in the treatment of bone defects around implants. A study in beagle dogs. Clin Oral Implants Res 1999 ; 10(6) : 487-498.

48. Carpio L, Loza J, Lynch S, Genco R. Guided bone regeneration around endosseous implants with anorganic bovine bone mineral. A randomized controlled trial comparing bioabsorbable versus non-resorbable barriers. J Periodontol 2000 ; 71(11) : 1743-1749.

49. Brunel G, Brocard D, Duffort JF, Jacquet E, Justumus P, Simonet T, Benqué E. Bioabsorbable materials for guided bone regeneration prior to implant placement and 7-year follow-up : report of 14 cases. J Periodontol 2001 ; 72(2) : 257-264.

50. Fugazzotto PA. GBR using bovine bone matrix and resorbable and nonresorbable membranes. Part 1: histologic results. Int J Periodontics Restorative Dent 2003 ; 23(4) : 361-369.

51. Fugazzotto PA. GBR using bovine bone matrix and resorbable and nonresorbable membranes. Part 2: Clinical results. Int J Periodontics Restorative Dent 2003 ; 23(6) : 599-605.

52. Rosen PS, Reynolds MA. Guided bone regeneration for dehiscence and fenestration defects on implants using an absorbable polymer barrier. J Periodontol 2001 ; 72(2) : 250-256.

53. Zitzmann NU, Schärer P, Marinello CP. Long-term results of implants treated with guided bone regeneration: a 5-year prospective study. Int J Oral Maxillofac Implants 2001 ; 16(3) : 355-366.

54. Sevor JJ, Meffert RM, Cassingham RJ. Regeneration of dehisced alveolar bone adjacent to endosseous dental implants utilizing a resorbable collagen membrane : clinical and histologic results. Int J Periodontics Restorative Dent 1993 ; 13(1) : 71-83.

55. Locci P, Calvitti M, Belcastro S, Pugliese M, Guerra M, Marinucci L, Staffolani N, Becchetti E. Phenotype expression of gingival fibroblasts cultured on membranes used in guided tissue regeneration. J Periodontol 1997 ; 68(9) : 857-863.

56. Schlegel AK, Möhler H, Busch F, Mehl A. Preclinical and clinical studies of a collagen membrane (Bio-Gide). Biomaterials 1997 ; 18(7) : 535-538.

57. Pitaru S, Tal H, Soldinger M, Noff M. Collagen membranes prevent apical migration of epithelium and support new connective tissue attachment during periodontal wound healing in dogs. J Periodontal Res 1989 ; 24(4) : 247-253.

58. Owens KW, Yukna RA. Collagen membrane resorption in dogs: a comparative study. Implant Dent 2001 ; 10(1) : 49-58.

59. Oh TJ, Meraw SJ, Lee EJ, Giannobile WV, Wang HL. Comparative analysis of collagen membranes for the treatment of implant dehiscence defects. Clin Oral Implants Res 2003 ; 14(1) : 80-90.

おわりに

　本書では，インプラントが長期にわたって口腔内で機能し，患者の QOL の向上に寄与することを最大の目的として，GBR についてさまざまな角度から考察し，材料や術式などを解説してきた．そのなかで読者諸氏が安心して，安全な GBR を施術できるように，科学的根拠に基づく知識，技術と経験から得られた臨床のコツを多くの実例とともに，できるだけわかりやすくお伝えしたつもりである．

　また，第 2 章では，現在のインプラント治療のグローバルスタンダードに対して問題提起を行うとともに，筆者が長年実践してきたオリジナルのコンセプトを紹介させていただき，「真に清掃しやすいインプラントとは？」について再検証した．現在のインプラント治療の潮流とはある意味，逆転の発想で，にわかにご賛同いただけないことがあることも十分理解しているが，インプラント治療の明るい未来のために，議論のきっかけになれば幸いである．

　今後もインプラント治療においては，知識，技術の進歩や新しいマテリアルの開発により，さまざまな予知性の高い治療法が考案され，今はできないことが容易にできるようになっていくだろう．医療の分野に限らず，文明の進化は止まるところを知らない．「今日までの常識は明日からは非常識になる」，1940年のハーバード大学医学部学部長 Dr.C.Sidney Burwell の卒業生に向けてのはなむけの言葉を紹介して，稿を終えたいと思う．
"Half of what we have taught you is wrong, unfortunately, we don't know which half."
（われわれが君たちに教えたことの半分は間違っている．そして残念なことに，どちらの半分かわわからない）

謝辞

　大学卒業時から，歯科治療の知識，技術だけでなく，医療人としてのあり方を厳しくも温かくご指導いただきました小野善弘先生，中村公雄先生に深謝いたします．また，本書の刊行にあたり，多大なご尽力を賜りましたクインテッセンス出版(株)の北峯康充氏，多田裕樹氏，大和田恵佑氏に心から感謝申し上げます．そして，いつも私を支え，患者さんのために，共に献身的に歯科医療に邁進していただいている松井徳雄先生，水野秀治先生をはじめ当院のスタッフの皆様に深く感謝いたします．

2018年 9 月

佐々木　猛

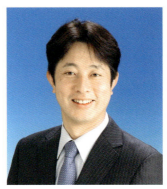

佐々木　猛（ささき　たけし）
大阪府開業　貴和会新大阪歯科診療所

略歴
1995年　大阪大学歯学部卒業
1995年　医療法人貴和会歯科診療所勤務／中村公雄，小野善弘両氏に師事
2008年〜　医療法人貴和会理事／貴和会新大阪歯科診療所院長

主な所属・役職
JIADS理事，ペリオコース，補綴コース，アドバンスコース講師
長崎大学歯学部非常勤講師
American Academy of Periodontology(AAP)International member
American Academy of Fixed Prosthodontics(AAFP)Active member
日本臨床歯周病学会理事，指導医，認定医，歯周インプラント指導医
日本歯周病学会会員
日本補綴歯科学会会員
日本口腔インプラント学会会員
OJ会員

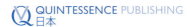

図解！　遅延型吸収性膜を用いた
安全安心GBR
あんぜんあんしん

2018年11月10日　第1版第1刷発行
2021年 8月10日　第1版第2刷発行

著　者　佐々木　猛
　　　　さ さ き　たけし

発 行 人　北峯康充

発 行 所　クインテッセンス出版株式会社
　　　　　東京都文京区本郷3丁目2番6号　〒113-0033
　　　　　クイントハウスビル　電話(03)5842-2270(代表)
　　　　　　　　　　　　　　　(03)5842-2272(営業部)
　　　　　　　　　　　　　　　(03)5842-2275(編集部)
　　　　　web page address　https://www.quint-j.co.jp

印刷・製本　サン美術印刷株式会社

©2018　クインテッセンス出版株式会社　　　　　禁無断転載・複写
Printed in Japan　　　　　　　　　　　　　　落丁本・乱丁本はお取り替えします
ISBN978-4-7812-0655-4　C3047　　　　　　　定価はカバーに表示してあります